ABC de la Ecografía Abdominal

Teoría y práctica

Sociedad Española de Médicos Generales y de Familia (SEMG)

ABC de la Ecografía Abdominal
Teoría y práctica

3.ª Edición

Coordinadores

Martín Marchese Ratti

Médico del Servicio de Ecografía y Coordinador de Guardia,
Clínica Premium Marbella, Málaga.

Médico de Urgencias y del Servicio de Ecografía,
Hospital Helicópteros Sanitarios, Puerto Banús, Marbella, Málaga.

Coordinador Adjunto del Grupo de Trabajo en Ecografía,
SEMG, Madrid.

José Carlos Sánchez Sánchez

Jefe del Servicio de Diagnóstico por Imagen,
Hospital Universitario Poniente, El Ejido, Almería.

Responsable del Grupo de Trabajo en Ecografía, SEMG, Madrid.

Keith Albert Foo Gil

Presidente de la SEMG Galicia.

Médico General y de Familia, Centro de Saúde Laza, Ourense.

Docente del Grupo de Trabajo de Ecografía de la SEMG.

Colaborador Docente, Unidad Docente Multiprofesional
de Atención Familiar y Comunitaria de Ourense,
Complexo Hospitalario Universitario de Ourense.

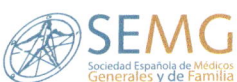
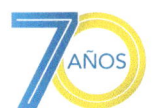
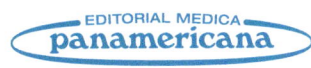

Desde 1953 formando Profesionales de la Salud

Buenos Aires - Bogotá - Madrid - México
www.medicapanamericana.com

2ª edición, 2010
3ª edición, junio 2024

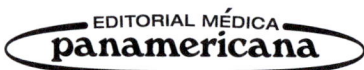

Visite nuestra página web:

http://www.medicapanamericana.com

ARGENTINA
Maipú, 1300, piso 3 (C 1006 ACT)
Ciudad Autónoma de Buenos Aires, Argentina
Tel.: (54-11) 5031-6919
e-mail: cinfo@medicapanamericana.com

COLOMBIA
Carrera 7a A nº 69-19 - Bogotá DC - Colombia
Tel.: (57-1) 235-4068
e-mail: infomp@medicapanamericana.com.co

ESPAÑA
Sauceda, 10, 5ª planta - 28050 Madrid, España
Tel.: (34-91) 131 78 00
e-mail: info@medicapanamericana.es

MÉXICO
Av. Miguel de Cervantes Saavedra, 233, piso 8, oficina 801
Col. Granada, Alcaldía Miguel Hidalgo
CP 11520, Ciudad de México, México
Tel.: (52-55) 5250-0664
e-mail: infomp@medicapanamericana.com.mx

ISBN: 978-84-1106-310-4 (Versión impresa + Versión digital)
ISBN: 978-84-1106-311-1 (Versión digital)

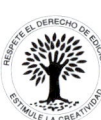
Ilustraciones: Rocío Expósito Alarcón

© 2025, EDITORIAL MÉDICA PANAMERICANA, S. A.U.
Sauceda, 10, 5ª planta - 28050 Madrid
Depósito legal: M-11463-2024
Impreso en España

Autores

Amorós Oliveros, Francisco Javier[†]

Médico General y de Familia, Novelda, Alicante.

Amado Cambero, Miguel

Técnico Superior en Imagen para el Diagnóstico, Unidad de Imagen Cardíaca, Servicio de Cardiología, Hospital Universitario 12 de Octubre, Madrid.

Devesa Muñiz, Ramón Manuel

Director de la Escuela Gallega de Ecografía de la SEMG Galicia.

Médico General y de Familia, Policlínico Kalma, Allariz, Ourense.

Docente del Grupo de Trabajo de Ecografía de la SEMG.

Foo Gil, Keith Albert

Presidente de la SEMG Galicia.

Médico General y de Familia, Centro de Saúde Laza, Ourense.

Docente del Grupo de Trabajo de Ecografía de la SEMG.

Colaborador Docente, Unidad Docente Multiprofesional de Atención Familiar y Comunitaria de Ourense, Complexo Hospitalario Universitario de Ourense.

Marchese Ratti, Martín

Médico del Servicio de Ecografía y Coordinador de Guardia, Clínica Premium Marbella, Málaga.

Médico de Urgencias y del Servicio de Ecografía, Hospital Helicópteros Sanitarios, Puerto Banús, Marbella, Málaga.

Coordinador Adjunto del Grupo de Trabajo en Ecografía, SEMG, Madrid.

Rodríguez Sendín, Juan José

Presidente de la Comisión de Ética y Deontología Médica Provincial de Toledo.

Colaborador Docente, SEMG, Madrid.

Sánchez Sánchez, José Carlos

Jefe del Servicio de Diagnóstico por Imagen, Hospital Universitario Poniente, El Ejido, Almería.

Responsable del Grupo de Trabajo en Ecografía, SEMG, Madrid.

Solla Camino, José Manuel

Médico General y de Familia, Centro de Saúde de Allariz, Ourense.

Docente del Grupo de Trabajo de Ecografía de la SEMG.

Prólogo a la 3.ª edición

Nunca podría sospechar el impacto que iba a producir sobre mi carrera profesional mi participación como alumno en el Curso de Ecografía Clínica organizado por la Sociedad Española de Médicos Generales y de Familia (SEMG) a finales de los años 90. Conocía por mi especialidad la necesidad de aplicar la técnica de ultrasonidos para el examen de los tejidos y lesiones del aparato locomotor, a fin de acortar los procesos de diagnóstico y recuperación de los deportistas. Esa inquietud en mi formación académica y a través del curso citado provocó un interés máximo por la ecografía, lo que hizo, con la publicación de mi primer libro en el año 2001, que fuera uno de los iniciadores de la ecografía MSK.

Para llevar a cabo ese procedimiento de aprendizaje, necesitaba inicialmente adentrarme en el conocimiento de la ecografía general y para ello, qué mejor forma de hacerlo sino a través de un curso de tanto prestigio y dirigido por un grupo de profesores referentes en la ecografía aplicada a la medicina de atención primaria, como era el curso de ecografía de la SEMG.

De aquellos mimbres estos cestos, es decir, de aquellos conocimientos y experiencias en ecografía clínica transmitidas por aquellos excelentes profesores, nacieron las bases y los fundamentos de este libro que ahora tengo el honor de prologar.

El impulso y el crecimiento notable de la ecografía en el ámbito de la medicina de familia, desarrollado a partir de la década de los 90, se apoya en dos importantes consideraciones que merecen ser explicadas.

Por una parte, dentro de las numerosas ventajas de la ecografía, una de las más importantes es la posibilidad de observar el comportamiento patológico de un órgano o sistema, permitiendo exploraciones funcionales, en tiempo real con rapidez y sin efectos adversos para el paciente.

Y por otra, considerando la amplia experiencia clínica que los médicos de atención primaria aglutinan al añadir sus conocimientos en ecografía, les permite ser un referente insustituible en el diagnóstico precoz de numerosas enfermedades. Es decir, que las bendiciones y ventajas de la técnica ecográfica sumadas a la excelente formación clínica de los médicos de primaria hacen que el nivel académico en ecografía clínica de estos profesionales sea muy elevado.

Por todo ello, considero de gran importancia la publicación de este libro *ABC de la Ecografía Abdominal* que en su tercera edición ha sido sometido a una revisión profunda con la mejora de todas sus imágenes, manteniendo su identidad como un libro básico de ecografía para médicos de atención primaria y centrado especialmente en la sistemática de exploración de la ecografía abdominal. Sobre esta base se han renovado todas las imágenes y fotos del texto, se han actualizado y reescrito algunos capítulos y como novedad principal se ha añadido un atlas de imágenes y vídeos de la patología abdominal más frecuente.

Hay que agradecer el esfuerzo desarrollado en esta actualización a los doctores Martín Marchese Ratti, José Carlos Sánchez Sánchez y Keith Albert Foo, que han sido capaces de realizar una nueva edición actualizada y práctica, bajo el auspicio de la Sociedad Española de Médicos Generales y de Familia (SEMG).

Concluyendo podemos decir que este libro va a seguir constituyendo una herramienta básica en el aprendizaje y actualización de la técnica de ultrasonidos en numerosos profesionales médicos, lo que va a redundar en el beneficio de todos los pacientes, gracias a la vocación docente de la Sociedad Española de Médicos Generales y de Familia.

Dr. J. Fernando Jiménez Díaz
Director de la Cátedra de Ecografía MSK de la Universidad Católica San Antonio (UCAM)
Presidente de la Sociedad Española de Ecografía (SEECO)

Prólogo a la 2.ª edición

Inocuidad, rapidez, aumento de la capacidad resolutiva, coste eficiente, comodidad para paciente y médico... ¡y en tiempo real! Unas características que hemos utilizado muchas veces para definir, de manera somera, las virtudes de una herramienta diagnóstica que ya se conoce también como «el fonendo del siglo XXI», que en la Sociedad Española de Médicos Generales y de Familia, SEMG, utilizamos desde hace más de veinte años para designarla cariñosamente.

Y es que la ecografía clínica y la SEMG están ligadas desde sus inicios. Puntualicemos: desde los comienzos de esta Sociedad, sí, pero también desde el inicio de la introducción de esta técnica en nuestro ámbito sanitario. Hecho que debemos agradecer a la visión de futuro, el esfuerzo y el tesón de los doctores José Manuel Solla Camino y Juan José Rodríguez Sendín, quienes desde el principio (mucho antes de pasar cada uno por la presidencia de esta gran familia) apostaron y trabajaron duro porque la ecografía se erigiera —y se la reconociera— como una gran aliada del médico de atención primaria en su quehacer cotidiano.

Ha llovido mucho desde que ambos consiguieron poner en marcha el Primer Curso de Ecografía en Atención Primaria que finalmente pudo ver la luz en 1991. Y desde entonces somos muchos, muchos los médicos que nos hemos formado en esta técnica gracias a ello... y no solo médicos generales y de familia.

El trabajo realizado en este tiempo por nuestra Sección de Ecografía, que sigue bregando por la generalización del ultrasonido clínico, es sin duda impresionante, y así se le reconoce también en el ámbito internacional. Su actual presidente, el Doctor Javier Amorós Oliveros, podría darnos aquí buena cuenta de ello, puesto que lleva también dos décadas al pie del cañón, y sin duda coincidirá conmigo al afirmar que lo que aquí y ahora importa no es rememorar el pasado, sino aprovechar al máximo este presente que nos augura que seguiremos mejorando, y este Manual es el más fiel reflejo de ello: la experiencia de casi un cuarto de siglo, durante el cual la ecografía ha evolucionado al menos tanto como lo ha hecho nuestra profesión, ambas conservando la misma esencia: la mejora de nuestra capacidad resolutiva que revierta, en definitiva, en una mejora de la atención a nuestros pacientes en particular y de la sanidad en general.

Así, este *ABC* pone a disposición de todos los médicos los fundamentos de la ecografía y sus posibilidades, con una enseñanza lógica que combina el formato tradicional con la incorporación de nuevas tecnologías que permiten, a través de la visualización de grabaciones, ver los cortes ecográficos más frecuentes en el estudio abdominal, para poder ser de utilidad tanto al que quiera aventurarse a dar los primeros pasos como al que ya lleve tiempo beneficiándose de las bondades de la ecografía. Una herramienta diagnóstica que desde la Sociedad Española de Médicos Generales y de Familia creemos que es imprescindible que esté presente en todos los centros de salud y para cuyo máximo aprovechamiento seguimos formando a cientos de médicos año tras año.

Finalmente, quiero felicitar a los autores por esta importante iniciativa y desearles, como dijo Jonas Edward Salk, «que la recompensa del trabajo bien hecho sea la oportunidad de hacer más trabajo bien hecho», porque estoy seguro de que los lectores les reclamarán seguir por esta línea.

Benjamín Abarca Buján
Presidente de la SEMG

Prefacio

En el umbral de una nueva era en el diagnóstico médico, la ecografía abdominal se consolida no solo como una herramienta indispensable, sino como una extensión de nuestras manos y ojos y es tan así que ya desde hace varios años se viene acuñando el concepto de ser el «fonendo del siglo XXI». Esta transformación no solo refleja el avance tecnológico, sino también un cambio paradigmático en nuestra aproximación y cuidado de nuestros pacientes. La ecografía clínica, en particular, se distingue por ser más que una simple técnica diagnóstica; es un complemento indispensable de la exploración física, permitiendo una inmediata y precisa evaluación de los pacientes, a la vez que inocua y accesible. Esta tercera edición del *ABC de la Ecografía Abdominal,* con el respaldo de la Sociedad Española de Médicos Generales y de Familia (SEMG), es un testimonio del compromiso continuo con la formación de calidad en esta disciplina fundamental.

Hace algunos años, un colega y gran amigo compartió conmigo una reflexión que hoy sigue resonando en mi memoria porque la considero una verdad irrefutable: «La ecografía hace buenos a médicos promedio, pero hace excelentes a los médicos buenos». Y esto se debe a que quienes incorporan a la ecografía en su práctica diaria «son capaces de ver lo que otros solo se imaginan».

No integrar la ecografía en la práctica clínica no solo pone a los médicos en desventaja, sino que también puede comprometer seriamente la calidad de la atención brindada a nuestros pacientes. En este contexto de rápida expansión y adopción de la ecografía, es imperativo que los responsables de las áreas de salud reconozcan su valor y necesidad crítica, facilitando no solo el acceso a los equipos, sino también promoviendo activamente su formación y uso en atención primaria y otras especialidades.

El desarrollo de la ecografía clínica en España ha sido una dura travesía marcada por el espíritu visionario de pioneros como los Dres. José María Segura Cabral y Eugenio Cerezo, afianzada y fortalecida gracias a la dedicación y el compromiso de los Dres. Joaquín Lemos y Javier Amorós, y a la inquebrantable determinación y liderazgo de los Dres. José Manuel Solla y Juan José Rodríguez Sendín.

La creación de la primera escuela de ecografía clínica fundada en la SEMG por los Dres. Solla y Rodríguez Sendín, con el valioso aporte y dedicación del Dr. Ramón Manuel Devesa y Aquilino Vázquez, representó un significativo avance en la enseñanza, la práctica y la divulgación de esta valiosa herramienta.

En esta edición, intentamos honrar los esfuerzos individuales y colectivos de quienes han enaltecido e impulsado el desarrollo de la ecografía clínica. Tenemos el firme compromiso no solo de mantener la esencia de una obra que, desde su primera edición realizada por los Dres. Lemos, Amorós y González Durán, y su posterior actualización por los Dres. Solla y Devesa, se ha establecido como un texto de referencia por su claridad y enfoque práctico, sino que también buscamos, con este libro, expandir su alcance y aportar una acceso atractivo, claro y comprensible para aquellos que se inician en la ecografía, subrayando la crucial importancia de esta técnica en la prestación de una atención médica de calidad.

Esta edición, que cuenta con una colección completamente renovada de imágenes, ilustraciones y vídeos, y la incorporación de un innovador atlas de las patologías abdominales más frecuentes, es una invitación abierta a descubrir o redescubrir la ecografía clínica, a lo que se suma el valioso aporte del Dr. José Carlos Sánchez, radiólogo y actual responsable del grupo de trabajo de ecografía de la SEMG, cuya experiencia también ha enriquecido esta área de conocimiento en nuestra sociedad, tendiendo puentes entre la ecografía clínica y la radiología.

También en esta edición, gracias a la gran paciencia y virtuosismo de nuestra ilustradora Rocío Expósito, hemos podido trasladar la imagen ecográfica, quizás algo incómoda al principio, a una representación mucho más amigable y de fácil comprensión.

Siempre pensé en que la ecografía, vista desde la perspectiva de quien desconoce sus principios, se asemeja a un gran truco de magia, que genera asombro e incertidumbre ante lo que parece imposible. Pero, al revelarse sus secretos, lo que parecía inalcanzable se convierte en una nueva aventura posible, accesible y apasionante.

A través de las páginas de este libro, buscamos desplazar el velo de misterio que envuelve a esta técnica, demostrando que, con el conocimiento y la práctica adecuados, todos somos capaces de alcanzar un nivel de diagnóstico, capacidad resolutiva y cuidado de nuestros pacientes realmente excepcional.

Invitamos a cada profesional de la salud a sumergirse en esta obra actualizada, con la esperanza de que inspire y facilite una práctica médica más profunda y conectada. Es momento de que la ecografía ocupe el lugar que le corresponde en el corazón de la medicina moderna, asegurando que todos tengamos las herramientas necesarias para brindar la mejor atención posible a nuestros pacientes.

Martín Marchese Ratti

Índice

Principios físicos de la ecografía

1

K. A. Foo Gil

INTRODUCCIÓN

Para adentrarse en el uso de la ecografía, es esencial comprender los principios físicos de los ultrasonidos, cuyo estudio comenzó en el siglo XVIII con los experimentos de Lazzaro Spallanzani. Su investigación se centró en cómo los murciélagos se orientan en la oscuridad mediante un sentido distinto a la vista. Este estudio ha evolucionado hasta convertir a los ultrasonidos en una herramienta indispensable en el diagnóstico y tratamiento médico. La ecografía emplea ultrasonidos para generar imágenes de órganos internos. Así, se define la ecografía como una técnica exploratoria y diagnóstica que aprovecha los ecos reflejados por las estructuras corporales gracias a la emisión de pulsos de ondas ultrasónicas. Su funcionamiento se basa en el efecto piezoeléctrico, por el cual ciertos materiales generan cargas eléctricas al ser comprimidos y, a la inversa, experimentan deformaciones cuando se exponen a un campo eléctrico. Lo que se traduce en la generación de energía eléctrica a partir de energía mecánica y viceversa.

La utilización de los ultrasonidos con fines diagnósticos en medicina comenzó a finales de los años cuarenta del siglo XX, aunque el estudio de las ondas sonoras se remonta a la antigua Grecia. En el siglo VI a.C., Pitágoras describió la armónica de los instrumentos de cuerda, sentando las bases de lo que hoy se conoce sobre las ondas sonoras. Más adelante, en el siglo XVIII, Lazzaro Spallanzani amplió nuestro entendimiento sobre la física de las ondas sonoras. Sin embargo, el campo de la ecografía experimentó un avance significativo con el descubrimiento de las propiedades piezoeléctricas de ciertos materiales realizado por Pierre y Jacques Curie en 1880.

La ecografía se aplica en medicina para visualizar y evaluar la anatomía y funcionamiento de órganos internos, así como para examinar distintas partes del cuerpo o supervisar el desarrollo fetal, entre otros usos. Esto permite no solo visualizar órganos, sino también facilitar diagnósticos de patologías como las renales, biliares o la trombosis venosa profunda, seguir la evolución de enfermedades crónicas como las hepatopatías y evaluar cambios dinámicos, por ejemplo, la presión venosa central a través de la vena cava inferior.

SONIDO Y SU TRANSMISIÓN

El sonido es una vibración periódica que se origina en las partículas de una materia compresible, como un diapasón, un tambor, la cuerda de una guitarra o las cuerdas vocales. Se propaga de forma longitudinal a través de un medio elástico hasta hacer vibrar un objeto, como por ejemplo, el órgano del oído en animales y humanos. Se trata de una energía mecánica que se propaga por ondas, generando compresión y rarefacción (concepto físico que se refiere a la separación entre partículas), requiriendo una fuente de vibración y un medio elástico para su propagación.

> Estas ondas no se transmiten en el vacío, necesitando un medio físico para desplazarse.

Al contactar con las partículas de otro medio, modifican su estado y las hacen vibrar, creando un eco al reflejarse parte de la onda sonora y volver hacia su fuente (**Fig. 1-1**).

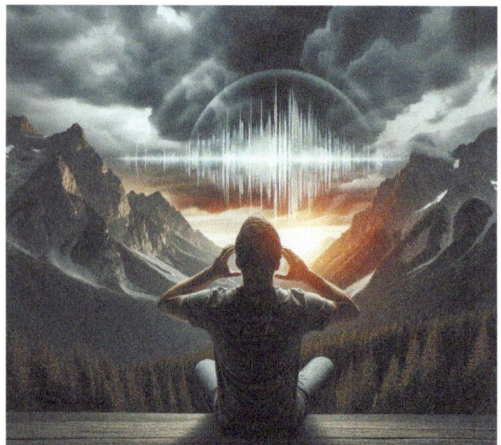

Figura 1-1. Onda de sonido. Una onda de sonido se desplazará a través de un medio físico, se refleja y regresa hacia su fuente emisora. A este fenómeno se lo denomina ECO.

Las características de las ondas sonoras varían según la fuente que las emite y el medio por el que se propagan.

PROPIEDADES DE LAS ONDAS DE SONIDO

Emitidas por el material piezoeléctrico de las sondas (transductores) de ultrasonidos, las ondas sonoras se generan al aplicar una corriente eléctrica de rápida alternancia al material piezoeléctrico. Este material oscila en tensión mecánica, expandiéndose y contrayéndose rápidamente, lo que provoca vibraciones que generan ondas de sonido. Las propiedades mecánicas del material piezoeléctrico determinan el rango de frecuencias de las ondas producidas, que se propagan a través de los medios creando rarefacciones y compresiones (**Fig. 1-2**).

Ciclo

Es el recorrido de la onda entre dos puntos iguales de presión, pasando por los picos de máxima presión, de inicio de relajación y de máxima relajación, hasta alcanzar finalmente el estado inicial de reposo.

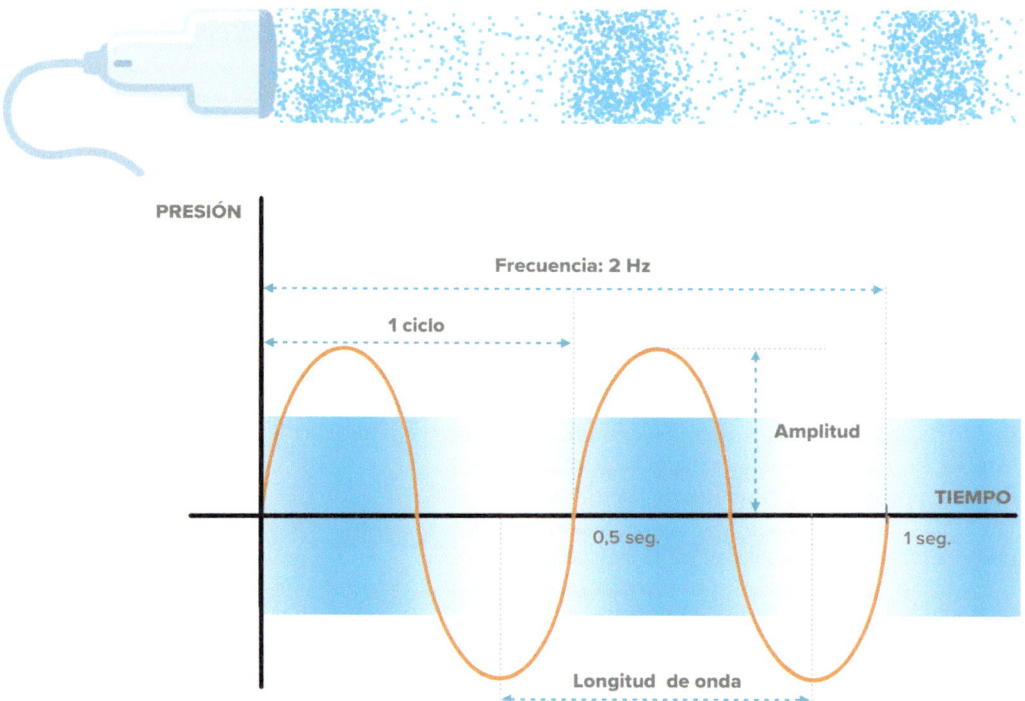

Figura 1-2. Propiedades de las ondas del sonido.

Período

Es el tiempo que tarda en completarse un ciclo, medido en unidades de tiempo, como segundos o cualquiera de sus divisores. Es, por tanto, el tiempo que tarda una partícula activada por una onda sonora en volver a su estado inicial de reposo.

Frecuencia y longitud de onda

Las frecuencias utilizadas en ecografía varían en un rango de entre 1 y 25 MHz. La frecuencia es el número de ciclos de una onda de sonido por unidad de tiempo. Su unidad de medida es el hercio (Hz) que corresponde al número de ciclos por segundo. La frecuencia, es inversamente proporcional a la longitud de onda (λ) y directamente proporcional a la velocidad específica del sonido en un tejido dado (c), según la fórmula $f = c/\lambda$. La frecuencia se determina por las propiedades de los cristales piezoeléctricos, mientras que la velocidad de propagación depende de la densidad y la rigidez del tejido. La velocidad media de propagación del ultrasonido en los tejidos del cuerpo humano es de 1.540 m/s. Dos consideraciones importantes en ecografía son la profundidad de penetración y la resolución o definición de la imagen; esta última suele medirse en función de la longitud de onda utilizada. Por ejemplo, al emplear longitudes de onda de 1 mm, la imagen aparece borrosa cuando se valora con una escala inferior a 1 mm. Las ondas de ultrasonidos con menor longitud de onda, al tener una frecuencia más alta, proporcionan imágenes de mayor resolución, pero penetran a una profundidad menor. Por el contrario, las ondas de ultrasonidos con mayor longitud de onda, al tener una frecuencia menor, producen imágenes de menor resolución, pero penetran más profundamente (**Fig. 1-3**).

 Por definición, el término «ultrasonido» se refiere a las ondas sonoras con una frecuencia superior al rango audible normal para el ser humano (> 20 kHz).

Amplitud de la onda

Es la máxima desviación de la partícula oscilante desde su posición de equilibrio o no actividad, correspondiendo a la máxima altura de la onda. Generalmente, la amplitud se utiliza para denotar un cambio en una magnitud de las distintas variables físicas.

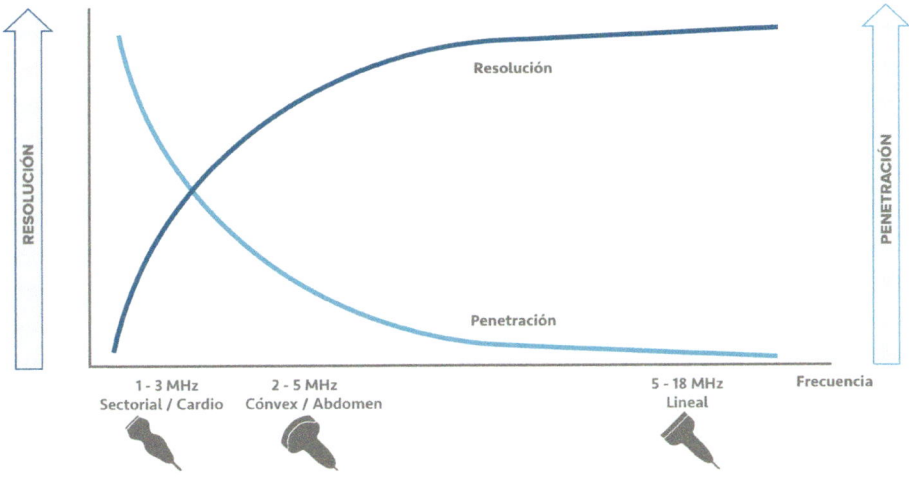

Figura 1-3. Frecuencia, penetración y resolución. A mayor frecuencia se obtiene mayor resolución, pero con menor penetrancia. Mientras que, a menor frecuencia, las imágenes presentan menor resolución, pero con mayor penetración.

Potencia e intensidad

La potencia en el contexto de las ondas de ultrasonido se refiere a la cantidad total de energía transmitida al tejido por unidad de tiempo, medida en vatios (W). Este concepto es crucial para entender cómo las ondas de ultrasonido interactúan con los tejidos. Por otro lado, la intensidad, que se mide en vatios por centímetro cuadrado (W/cm²), indica cuánta de esta energía se aplica sobre una determinada área del tejido. La selección de la intensidad adecuada permite controlar el efecto térmico generado por las ondas de ultrasonido, utilizando intensidades mayores para terapias que buscan un beneficio térmico, como en fisioterapia, y manteniendo intensidades menores en procedimientos diagnósticos para evitar el calentamiento innecesario del tejido, asegurando así la seguridad del paciente, lo que permite su uso en obstetricia, ojo y otros tejidos delicados.

Velocidad

La velocidad (c) es la distancia que recorre la onda sonora en una unidad de tiempo, calculada al multiplicar la longitud de onda por la frecuencia.

💡 La velocidad de propagación generalmente depende de las características del medio y, en menor medida, de su temperatura, aunque este último aspecto se considera casi constante en humanos.

La variabilidad de la frecuencia tiene una importancia despreciable en el caso de sonidos de alta frecuencia entre los 1 y 20 megahercios. En el organismo humano, compuesto por diferentes materiales, líquidos y sólidos de diversas texturas, tejidos, huesos, grasa y diferentes parénquimas, la velocidad de transmisión del sonido varía, pero dentro de un rango pequeño, entre 1.440 y 1.640 metros por segundo. Así, cuando el ultrasonido atraviesa diferentes estructuras con pequeñas diferencias de velocidad dentro de este rango, se encuentra con barreras acústicas que generan ecos diferenciados valorables ecográficamente. Por lo tanto, se considera una velocidad media de propagación de unos 1.540 m/s. La velocidad de propagación en un medio varía según la mayor o menor proximidad entre sus moléculas (densidad). La resistencia que ofrece un medio al paso de los ultrasonidos se define como *impedancia* y se calcula multiplicando la velocidad del sonido en ese medio por su densidad (Fig. 1-4).

AUDICIÓN – CONCEPTO DE SONIDO

La audición es la percepción de las ondas sonoras que se propagan por el espacio. En el caso de los animales y de los seres humanos, el receptor es el aparato auditivo. El oído humano tiene la capacidad de escuchar sonidos con una frecuencia máxima de 20.000 Hz.

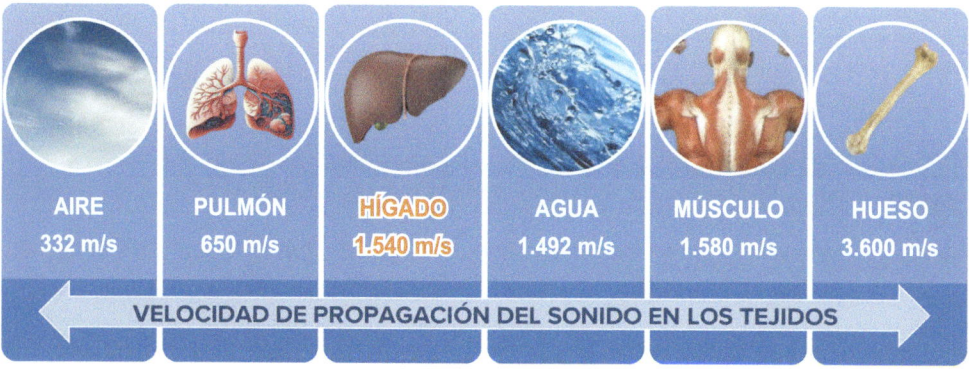

Figura 1-4. Densidad y velocidad de propagación del sonido en diferentes tejidos.

Los sonidos con una frecuencia superior se denominan ultrasonidos y no son detectados por el hombre, aunque sí por otros animales.

La mayoría de ecógrafos modernos tienen un rango de frecuencias de trabajo entre 1 y 25/30 millones de Hz, que se ajusta dependiendo del tipo de sonda que se utilice. Como se comentó previamente, el hercio (Hz) es la unidad de medida de frecuencia y corresponde al número de ciclos por segundo de una onda (**Tabla 1-1**).

Sonidos audibles

Son aquellos sonidos con frecuencias vibratorias comprendidas entre 20 y 20.000 ciclos por segundo (20 Hz-20 KHz). Diversos estudios han demostrado que este rango de frecuencias puede ser audible para el promedio de jóvenes sanos de 18 años, dado que a partir de esta edad se empieza a perder progresivamente la capacidad de percibir las frecuencias más agudas.

Sonidos no audibles

Las ondas que poseen una frecuencia inferior a lo audible se denominan **infrasónicas,** y las superiores, **ultrasónicas** (**Fig. 1-5**).

- ***Infrasonidos:*** son sonidos con frecuencias vibratorias menores de 20 ciclos por segundo (< 20 Hz). Estos sonidos pueden recorrer largas distancias a través de cualquier materia o superficie, incluido el aire y superficies sólidas.

Tabla 1-1. Clasificación de los hercios		Equivalencias
1 Hercio	1 Hz	1 ciclo/segundo
1 Kilohercio	1 KHz	1000 ciclos/segundo
1 Megahercio	1 MHz	1.000.000 ciclos/segundo
1 Gigahercio	1 GHz	1.000.000.000 ciclos/segundo

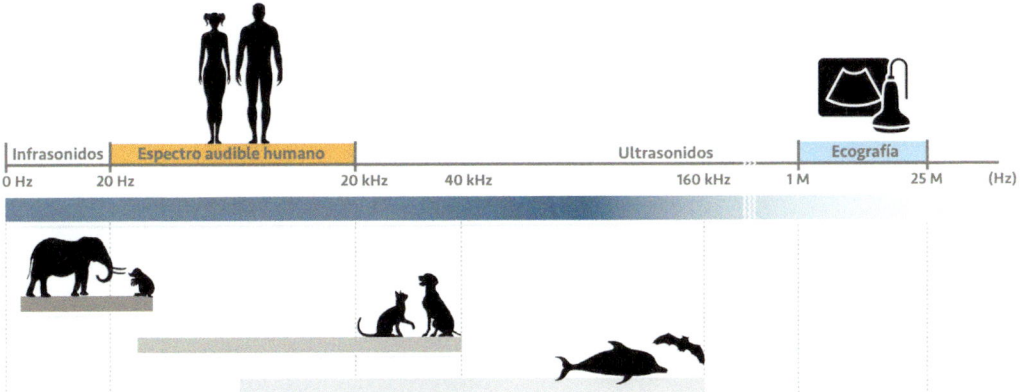

Figura 1-5. Tipos de sonidos según su frecuencia.

💡 Los infrasonidos no son audibles por los seres humanos, pero sí por otras especies animales, como los elefantes y las ballenas, que los utilizan para comunicarse entre sí.

- **Ultrasonidos:** son sonidos con frecuencias vibratorias mayores de 20.000 ciclos por segundo (> 20 KHz). Solo pueden recorrer largas distancias en medios que ofrecen condiciones favorables para su difusión, siendo fácil su propagación en medios líquidos como el agua y más difícil en medios sólidos.

Sin embargo, en sus aplicaciones clínicas para seres humanos, se pueden emplear frecuencias que van desde un millón de ciclos por segundo (1 MHz) hasta veinticinco millones de ciclos por segundo (25 MHz). En la actualidad, se están desarrollando modalidades ecográficas con más de setenta millones de ciclos por segundo (> 70 MHz), recordando que por encima de 1 GHz se denominan hipersonidos.

💡 Los ultrasonidos son emitidos y audibles para algunas especies, entre ellas los murciélagos y los delfines, pero no para los seres humanos.

💡 El sonido, como energía mecánica vibratoria, se propaga en los diversos medios físicos: sólidos, líquidos y gaseosos, a través de ondas de trayectoria longitudinales y transversales, con una velocidad que es mayor en los sólidos y menor en los gaseosos.

GENERACIÓN Y PROPAGACIÓN DEL ULTRASONIDO

Los ultrasonidos son ondas mecánicas que se propagan desde una fuente a través de una materia, desplazándose únicamente en la dirección de propagación y recuperando su estado original tras el paso de la onda. Los ultrasonidos requieren de un medio para propagarse. A medida que el ultrasonido atraviesa una superficie, se pueden identificar los elementos de amplitud (potencia) y período (inverso de la frecuencia) que han sido descritos para los sonidos en general.

El principio básico de la ecografía se determina por la cantidad de sonido que es transmitido, absorbido y reflejado a través de un medio o una interfaz. La velocidad de propagación del sonido en un medio varía según la mayor o menor proximidad entre sus moléculas (densidad). La zona de contacto entre dos superficies altamente reflectantes se denomina interfaz. Los ecos, al atravesar una superficie, no conservan las mismas características que la onda original, ya que al reflejarse cambian en amplitud, frecuencia y forma. Asimismo, cuando las ondas sonoras atraviesan tejidos, pierden energía, a lo que se denomina **atenuación.** La atenuación se debe a la absorción, deflexión y divergencia de las ondas sonoras y depende del coeficiente de atenuación de los tejidos, la frecuencia de las ondas sonoras y la distancia recorrida por estas.

El espacio de separación entre dos medios físicos con impedancias acústicas distintas constituye la superficie reflectante, que se conoce como **interfase.** Cuando el eco atraviesa un medio físico y choca con la interfaz reflectante, una parte del sonido la atraviesa y otra parte se refleja, adquiriendo las características propias de ese medio. Por tanto, cuando aumenta la diferencia de impedancia acústica entre dos medios, mayor será la amplitud de los ecos reflejados y menor será la capacidad de atravesarlos. El aire y el hueso, al tener una impedancia distinta, generan interfaces reflectantes que impiden que los ultrasonidos puedan pasar, dificultando la obtención de imágenes ecográficas. De ahí la importancia de colocar un gel acuoso entre la sonda y la superficie a explorar, en este caso la piel, para evitar la interfaz reflectante del aire que, aunque virtual, existe entre la sonda y la piel (**Fig. 1-6**).

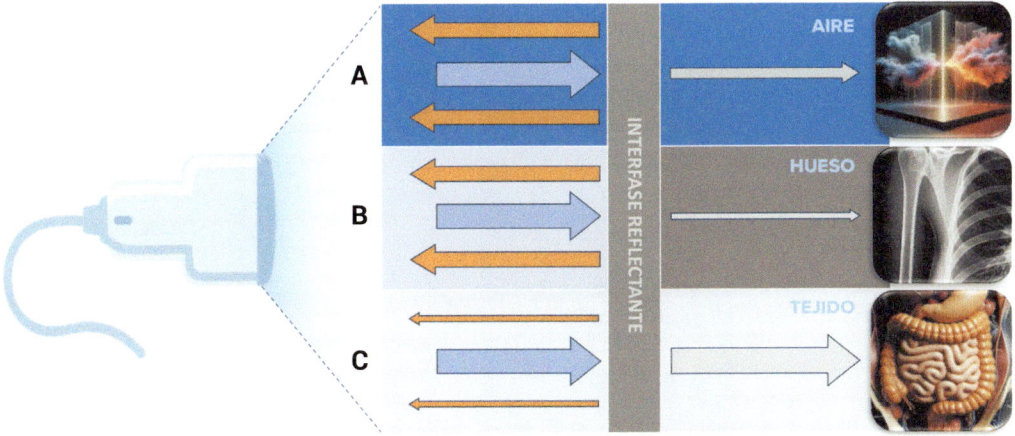

Figura 1-6. Impedancia e interfase. **A** y **B)** Mayor impedancia entre dos medios, los ultrasonidos tendrán dificultad para atravesar la interfase. **C)** Menor impedancia de los medios, los ultrasonidos pasan más fácilmente y las ondas tendrán más amplitud, como lo indican las flechas.

> Las ondas sonoras se reflejan, refractan, dispersan, transmiten y absorben por los tejidos debido a diferencias en las propiedades físicas de estos.

Las imágenes de ultrasonidos se generan por las ondas sonoras emitidas y recibidas por la sonda. Las sondas reciben y registran la intensidad de las ondas sonoras reflejadas. La deformación mecánica del material piezoeléctrico de la sonda genera un impulso eléctrico proporcional a la amplitud de estas ondas sonoras recibidas. Los impulsos eléctricos generan de forma acumulativa un mapa de puntos en escala de grises, que se visualizan como la imagen ecográfica. La profundidad de las estructuras situadas a lo largo del eje del haz de ultrasonidos viene determinada por el retraso temporal durante el regreso de los ecos hacia la sonda. El proceso de emisión y recepción de las ondas sonoras se repite de forma secuencial por la sonda, lo que aporta una imagen dinámica.

Cuando el sonido avanza por los medios y choca con obstáculos sufre una serie de fenómenos físicos (**Fig. 1-7**), tales como:

- **Reflexión:** habitualmente, el ultrasonido en los tejidos humanos atraviesa medios con diferentes impedancias acústicas. Cada vez que la onda de ultrasonido pasa de un medio a otro, pierde intensidad al atravesar la interfaz entre ambos medios. Por tanto, a algunas ondas les será imposible atravesarla, produciéndose lo que se denomina reflexión. Estas ondas reflejadas, denominadas **ecos,** mantienen la misma longitud de onda y frecuencia que la onda de ultrasonido original, pero atenúan su intensidad. Si, en su camino, la onda de ultrasonido encuentra más interfaces, habrá más atenuación y reflexión de las ondas, llegando finalmente a disipar esa energía mecánica. Esta reflexión dependerá del ángulo de incidencia, de las características de la superficie, que puede ser rugosa o lisa, y de la impedancia acústica de la barrera que expresa la dificultad a ser atravesada por el sonido y viene determinada por densidad × velocidad. Si la superficie de reflexión es lisa, dará lugar a una reflexión especular, y si es irregular, dará lugar a diferentes ecos denominados reflectores difusos.

- **Refracción:** ocurre cuando la onda cambia de medio, alterándose su dirección y su velocidad. La refracción es la desviación en la dirección que sufre el haz de ultrasonido al atravesar una superficie reflectante que separa dos medios con diferente velocidad de propagación, especialmente cuando las superficies son curvilíneas. Si el ángulo de refracción es

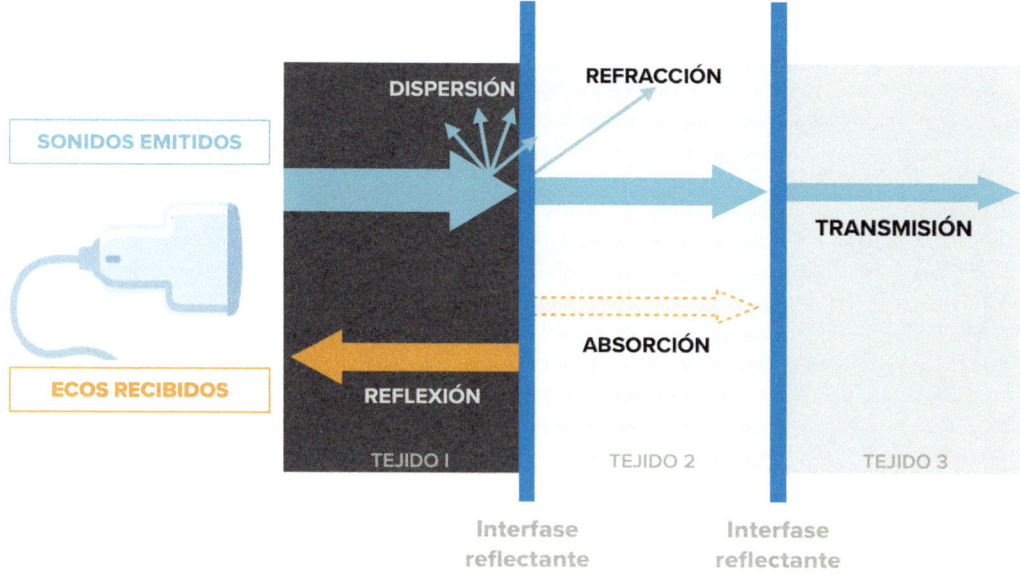

Figura 1-7. Características de la propagación del sonido en los tejidos.

muy grande, podría no llegar a estructuras profundas, por lo que sería necesario corregirlo asegurando que el ángulo de incidencia sea lo más perpendicular posible a la interfaz.

• *Absorción:* es la cantidad de energía consumida cuando el haz de ultrasonido atraviesa un medio físico. El haz transmite energía al medio y se utiliza para vencer la resistencia del paso por el roce entre las partículas. Este principio es utilizado por los ultrasonidos terapéuticos, ya que esta energía se transforma en calor. La absorción depende de la frecuencia del ultrasonido, de la densidad del medio y de la relajación de sus moléculas. Las frecuencias más bajas (3-5 MHz) se absorben menos y logran una mayor penetración, mientras que las altas (7,5-10 MHz) se absorben más y tienen una menor penetración. Por ello, las sondas con frecuencias más bajas se utilizan para el estudio de órganos más profundos y las altas, para estructuras superficiales.

RESOLUCIÓN DEL ULTRASONIDO

La resolución es la capacidad de discriminación de dos estructuras muy próximas entre sí.

Se divide en componentes axial, lateral y espacial.

• *Resolución axial:* es la capacidad para distinguir dos puntos situados en el eje de transmisión del haz de ultrasonido. No se pueden distinguir si su espacio es inferior a la longitud de onda. Por este motivo, a frecuencias más altas se tiene mejor resolución axial y, al contrario, con menores frecuencias, la resolución disminuye (**Fig. 1-8A**).
• *Resolución lateral:* es la capacidad de distinguir dos puntos próximos situados perpendicularmente al eje de transmisión del ultrasonido. No se pueden distinguir si se encuentran dentro del haz de radiación. Por tanto, depende del ancho del haz de ultrasonido y de la distancia a la que se encuentre la estructura a explorar. La mejor resolución lateral se obtiene en el punto de foco (**Fig. 1-8B**).
• *Resolución espacial:* también conocida como resolución del grosor de la sección, está menos condicionada por el diámetro del cristal piezoeléctrico o la frecuencia de las ondas sonoras. En los equipos ecográficos, la resolución espacial viene determinada por

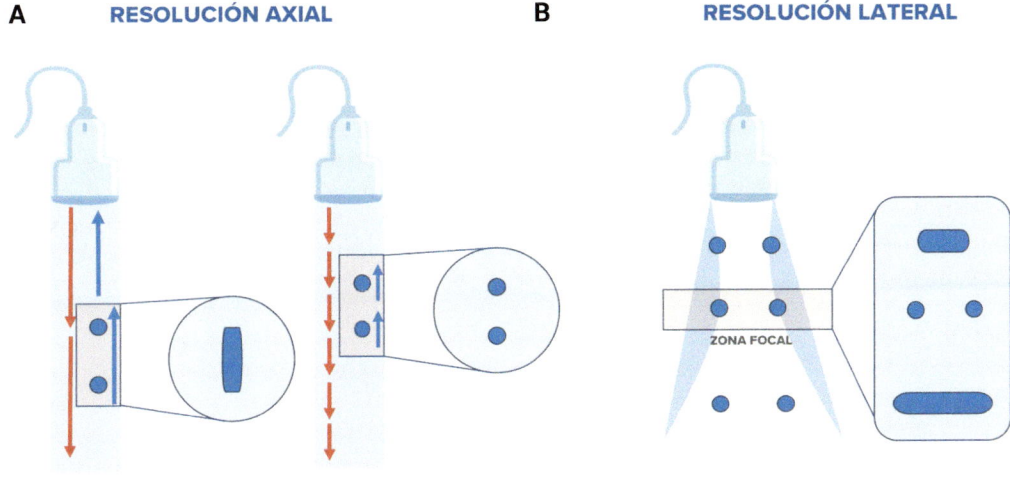

A RESOLUCIÓN AXIAL

B RESOLUCIÓN LATERAL

ZONA FOCAL

FRECUENCIA MENOR   FRECUENCIA MAYOR

Figura 1-8. Resolución axial y resolución lateral. **A)** Las ondas de ultrasonido de mayor frecuencia tienen longitudes de ondas más cortas, por tanto, la resolución axial depende de la frecuencia. **B)** La resolución lateral depende del ancho del haz del ultrasonido, siendo mejor en la zona focal.

el grosor real de la sonda. Las ondas sonoras regresan a la sonda desde los distintos planos que constituyen el haz de ultrasonidos, y las señales procedentes de estos planos se promedian para dar lugar a una imagen bidimensional única. La resolución espacial es análoga a mirar dentro de una piscina desde arriba, donde los objetos superficiales y profundos se mezclan en un solo plano. Por tanto, un principio importante en ecografía es visualizar las estructuras en dos planos para compensar la resolución espacial limitada.

La zona focal es la porción más estrecha del haz de ultrasonido. El haz de ultrasonido tiene forma curva, y la zona focal es donde se alcanza la máxima intensidad del haz emitido. La resolución lateral disminuye al visualizar estructuras más profundas debido a la divergencia y el aumento de la dispersión del haz de ultrasonido. La resolución vertical es una propiedad fija de la sonda y se refiere a su capacidad de diferenciar objetos localizados a la misma altura o grosor del haz de ultrasonidos. La resolución temporal se refiere a la claridad o resolución de las estructuras en movimiento (**Fig. 1-9**).

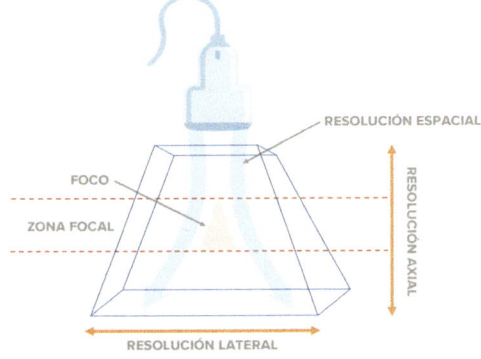

RESOLUCIÓN ESPACIAL

FOCO

ZONA FOCAL

RESOLUCIÓN AXIAL

RESOLUCIÓN LATERAL

Figura 1-9. Resolución axial, lateral y espacial.

BIBLIOGRAFÍA

Edelman, S. K. (2012). *Understanding Ultrasound Physics* (4ª ed.). ESP Inc.

Evans, D. H., & McDicken, W. N. (2000). *Doppler Ultrasound: Physics, Instrumentation and Signal Processing* (2ª ed.). Wiley.

Gallego Herrero, S., y López Ramón y Cajal, C. (2011). *Ecografía en Obstetricia y Ginecología* (1ª ed.). Editorial Médica Panamericana.

Gilmore, C. L. (2012). Física de la Ecografía (1ª ed.). Marbán Libros.

Hedrick, W. R., Hykes, D. L., & Starchman, D. E. (2005). *Physics of Diagnostic Ultrasound* (2ª ed.). Elsevier Health Sciences.

Kremkau, F. W. (2016). *Ecografía Diagnóstica: Principios e Instrumentos* (8ª ed.). Elsevier.

Lutz, H. y Buscarini, E. (2004). *Manual de Ecografía Clínica* (2ª ed.). Aula Médica.

Mauro, P. (2011). *Física y Técnica de Ecografía* (1ª ed.). Journal.

Rumack, C. M., y Levine, D. (2017). *Ecografía Diagnóstica* (5ª ed.). Elsevier Health Sciences.

Szabo, T. L. (2013). *Diagnostic Ultrasound Imaging: Inside Out* (2ª ed.). Academic Press.

Parámetros de la imagen y manejo del ecógrafo

2

M. Marchese Ratti y M. Amado Cambero

INTRODUCCIÓN

La ecografía es una herramienta versátil y dinámica. A lo largo de una sola exploración, es posible que se necesite evaluar varias estructuras y órganos a diferentes profundidades y de diversos tamaños. Además, cada paciente presenta sus particularidades anatómicas y patológicas, que pueden requerir ajustes específicos en los parámetros de imagen para optimizar la visualización.

Por ello, resulta esencial familiarizarse con el equipo utilizado y, aunque cada fabricante tiene sus propias características, existen pará-metros de imagen fundamentales comunes en la mayoría de los ecógrafos (**Fig. 2-1**).

ANTES DE COMENZAR

Datos del paciente

Antes de iniciar una exploración ecográfica, es esencial registrar en el ecógrafo los datos del paciente. Esto garantiza que las imágenes o vídeos capturados se asocien e identifiquen correctamente con cada paciente.

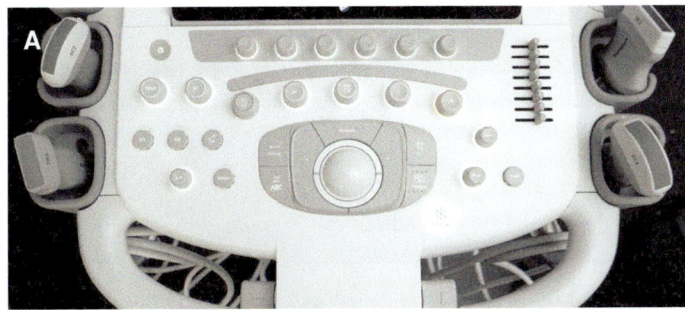

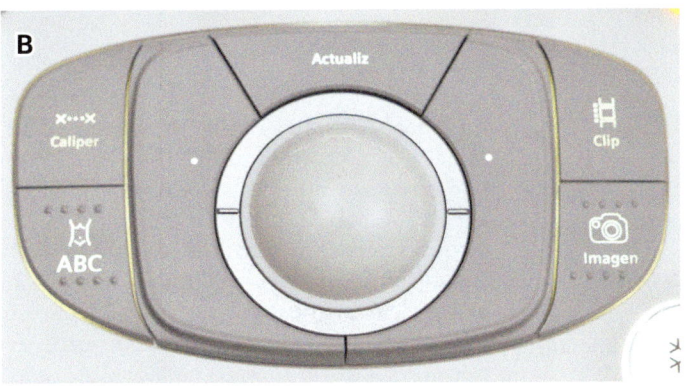

Figura 2-1. Panel de control de un ecógrafo. **A)** Vista del panel de control general de un ecógrafo. **B)** Módulo central con el *Track Ball* y los botones de confirmación, diseñados para una interacción intuitiva similar al uso de un ratón de ordenador.

Selección de transductor

En equipos ecográficos que disponen de varios transductores, es necesario seleccionar el transductor que se empleará. Esta selección hará que el ecógrafo reconozca y optimice su funcionamiento para el transductor elegido.

Preset

Los *presets* son ajustes predeterminados de los parámetros de imagen establecidos por el fabricante del ecógrafo, para que el equipo nos proporcione de forma automática la imagen óptima en función del órgano o estructura que va a estudiarse. Aunque habitualmente los equipos ya traen por defecto *presets* instalados como abdomen adulto, abdomen pediátrico, ginecología, renal, obstetricia, musculoesquelético, tiroides, testículo, etc., es posible modificarlos o crear *presets* nuevos de acuerdo con las necesidades y preferencias del operador.

Además de los ajustes de imagen, los *presets* incluyen mediciones específicas de las estructuras estudiadas (**Fig. 2-2**).

TIPOS DE TRANSDUCTORES

En el ámbito de la ecografía, se encuentra una amplia diversidad de transductores ecográficos (también conocidos como sondas ecográficas), cada uno diseñado para aplicaciones específicas dentro de las múltiples exploraciones ecográficas posibles. Esta variedad (**Fig. 2-3**) abarca desde transductores para ecografías endorrectales y transesofágicas hasta sondas para ecografías oculares y del tipo «palo de hockey», incluyendo, entre tantos otros, los transductores de muy alta frecuencia, que han cobrado relevancia recientemente en dermatología y medicina estética por sus aplicaciones especializadas. Sin embargo, entre la amplia gama de opciones, destacan principalmente tres tipos de sondas por su utilidad, accesibilidad y

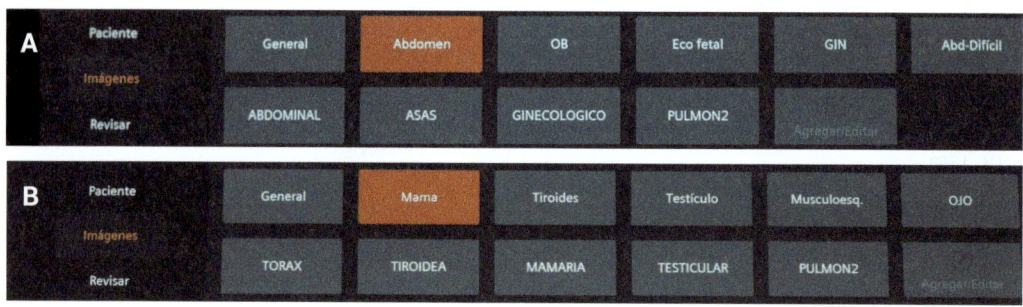

Figura 2-2. *Presets.* **A)** Menú de *presets* optimizados para la sonda cónvex 5C1, mostrando las configuraciones preestablecidas para diferentes tipos de exámenes ecográficos. **B)** Menú de *presets* disponibles para la sonda lineal 18L6.

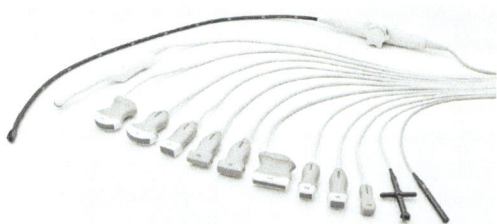

Figura 2-3. Tipos de sondas ecográficas. Imagen de *Siemens Healthineers.*

uso frecuente en la práctica clínica: el transductor **lineal** (alta frecuencia), el **cónvex** (abdominal) y el **sectorial** (cardio) (**Fig. 2-4**). Estos se diferencian no solo en su forma y diseño, los cuales están optimizados para adaptarse a distintas estructuras anatómicas, sino también en su frecuencia operativa, un aspecto crucial de sus características.

Las características principales de estos tres tipos de sondas se recogen en la **tabla 2-1**.

Tabla 2-1. Características de los transductores

Tipo de sonda	Rango de frecuencia	Resolución-penetrancia	Áreas anatómicas
Lineal	Alta (6-15 MHz)	Alta resolución-Baja penetrancia	Tiroides, mama, vascular, testículo, musculoesquelético
Cónvex	Media (2-6 MHz)	Media resolución-Media penetrancia	Abdominal, ginecológica, obstétrica, urológica
Sectorial	Baja (1-5 MHz)	Baja resolución-Alta penetrancia	Cardio, pulmonar

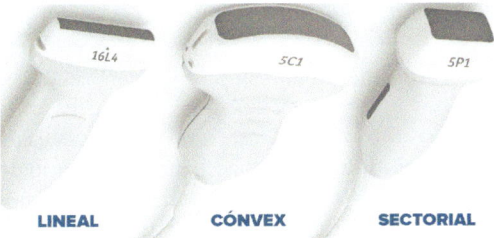

LINEAL   CÓNVEX   SECTORIAL

Figura 2-4. Tipos de transductores más utilizados.

Cada transductor proyecta una imagen distintiva en la pantalla del ecógrafo, debido a la forma de su superficie de contacto con la piel y la configuración de emisión del haz de ultrasonidos (**Fig. 2-5**).

Además, cada tipo de transductor se asocia con una serie de ajustes preestablecidos *(presets)* específicos en el *software* del ecógrafo, que facilitan su uso en diferentes contextos clínicos. Por ejemplo, los *presets* de la sonda lineal incluyen aplicaciones para tiroides, testículo, mama, vascular y musculoesquelético. Por su parte, los *presets* de la sonda convexa están orientados a exploraciones abdominales, ginecológicas, obstétricas y urológicas. Finalmente, la sonda sectorial se utiliza en evaluaciones cardiológicas, transfontanelares

o pulmonares, ofreciendo *presets* adecuados para dichas áreas.

MODOS DE IMAGEN ECOGRÁFICA

Modo B o 2D

Descripción: este constituye el modo estándar y más utilizado en ecografía, generando imágenes en tiempo real en un formato bidimensional (de aquí modo B o 2D), lo cual permite visualizar cortes anatómicos del órgano o estructura de interés.

Funcionamiento: se fundamenta en la captación y procesamiento de los ecos generados por las ondas de ultrasonido cuando estas se reflejan en las diferentes estructuras.

El modo B o 2D resulta un pilar fundamental de la ecografía proporcionando la base para la visualización de estructuras anatómicas, y a menudo es el punto de partida para cualquier examen ecográfico previo a la utilización de modos más especializados como el Doppler, por lo que se explicarán en detalle los parámetros de este modo. Asimismo, es esencial familiarizarse con otros modos que ofrecen herramientas únicas, especialmente útiles en el análisis de flujos vasculares (**Fig. 2-6**).

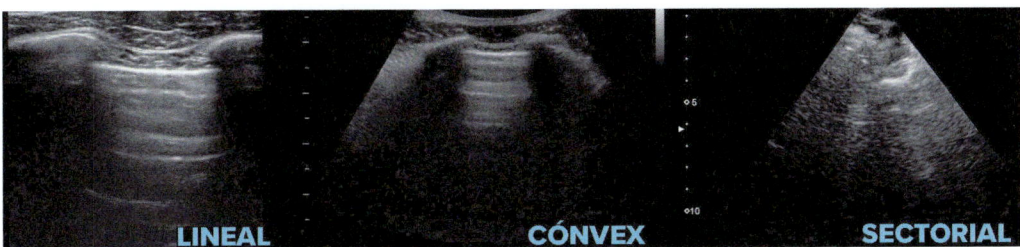

LINEAL   CÓNVEX   SECTORIAL

Figura 2-5. Imagen en pantalla de los diferentes transductores.

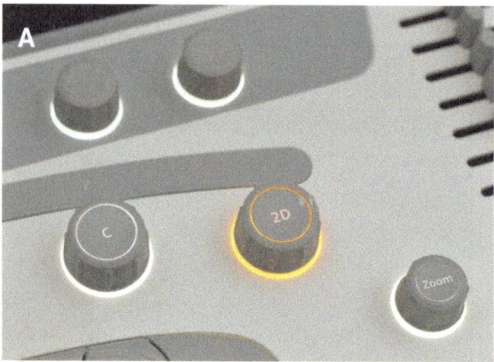
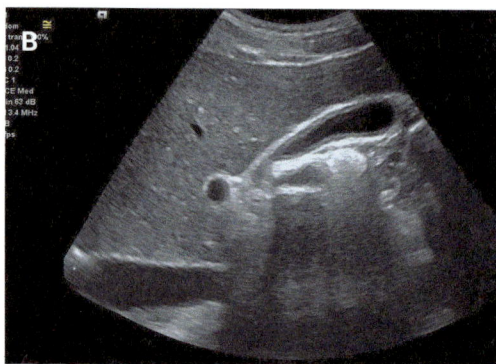

Figura 2-6. Modo B o 2D. **A)** Botón Modo B o 2D. **B)** Imagen ecográfica de la vesícula en modo B o 2D.

Modo Doppler color

Descripción: utiliza el efecto Doppler para analizar el movimiento de los flujos en la imagen.

Funcionamiento: al activarse, se muestra en la pantalla una «caja de color» que analiza los píxeles dentro de ella. Los flujos que se mueven hacia el transductor se representan en rojo, mientras que los que se alejan, en azul. La variación en los tonos de estos colores indica la velocidad del flujo (**Fig. 2-7**).

Modo Doppler pulsado o espectral

Descripción: permite el análisis espectral de los flujos, a través de una gráfica en tiempo real de las velocidades del flujo en función del tiempo, en un punto específico.

Funcionamiento: al acceder a este modo, se muestra una línea con un área delimitada denominada ROI (Región de Interés). Una vez activado, el equipo proyecta una gráfica: el eje «x» representa el tiempo y el eje «y» muestra la velocidad en cm/s. Esta gráfica refleja cómo se comporta el flujo en ese punto específico con el tiempo (**Fig. 2-8**).

Modo M o movimiento

Descripción: se utiliza para analizar los movimientos a lo largo del tiempo en un solo plano específico, que se selecciona mediante una línea vertical en la pantalla.

Funcionamiento: al acceder a este modo, se presenta una línea en la pantalla. Una vez confirmada su posición, el equipo traza una

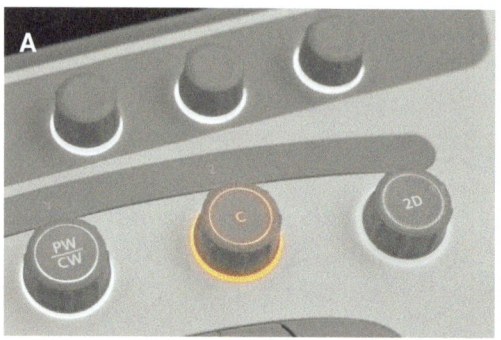
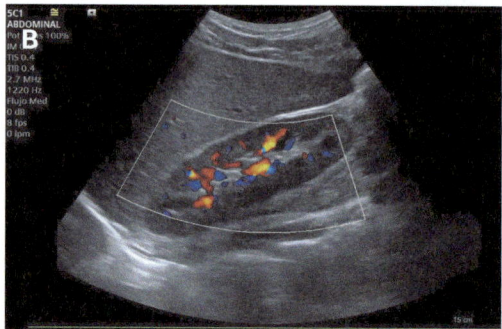

Figura 2-7. Doppler color. **A)** Botón Doppler color. **B)** Corte longitudinal del riñón derecho con Doppler color mostrando los flujos que van en dirección hacia el transductor (rojo) y los que se alejan (azul).

gráfica que muestra cómo varían los ecos de esa línea específica a lo largo del tiempo (**Fig. 2-9**).

PARÁMETROS PRINCIPALES EN ECOGRAFÍA

A continuación, se destacarán los parámetros de imagen de mayor relevancia durante una exploración ecográfica.

Profundidad

Se refiere a la distancia en el eje vertical de la pantalla, medida en centímetros, hasta la cual se está escaneando. Una mayor profun-

didad implica que las ondas sonoras tardarán más tiempo en desplazarse hasta el objetivo y regresar al transductor, lo que puede ralentizar la generación de la imagen. Es crucial adaptar la profundidad según la región anatómica en estudio, asegurándose de que la imagen muestre completamente el área de interés sin omitir ninguna parte (**Fig. 2-10**).

 Un concepto práctico es adecuar **la profundidad** para que la estructura en estudio ocupe los dos tercios superiores de la pantalla a fin de poder verla con el máximo detalle y sin que se recorte en los planos más profundos.

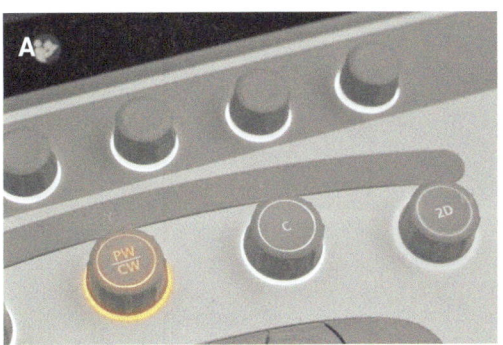
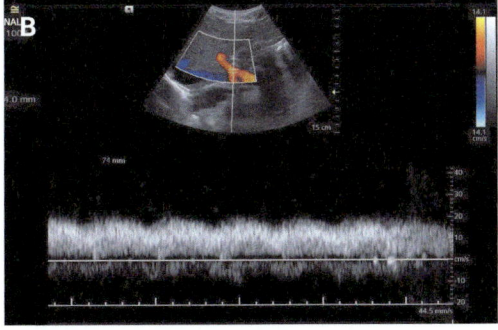

Figura 2-8. Doppler pulsado. **A)** Botón Doppler pulsado. **B)** Imagen del estudio del flujo de la vena porta en modo Doppler pulsado analizando las velocidades en una gráfica de velocidad/tiempo.

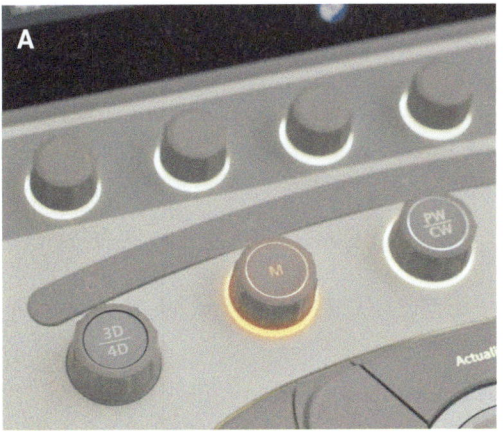
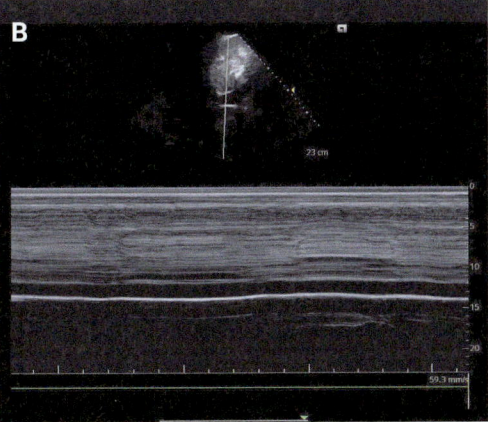

Figura 2-9. Modo M. **A)** Botón Modo M. **B)** Imagen en la que se puede apreciar con el modo M la variación del diámetro de la vena cava inferior, con los movimientos respiratorios.

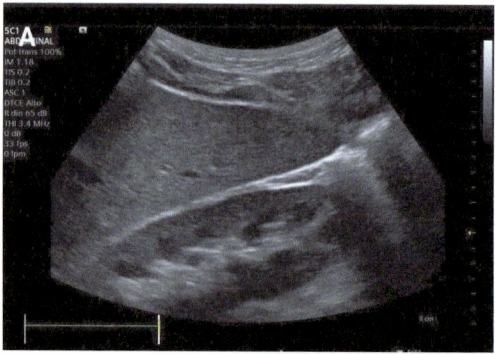
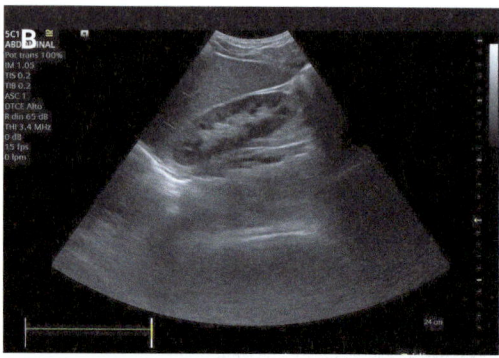
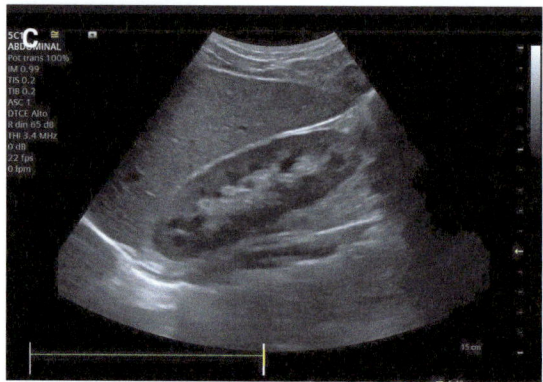

Figura 2-10. Profundidad. **A)** Profundidad insuficiente mostrando una visualización parcial de hígado y riñón, no permitiendo un estudio completo debido al ajuste bajo de la profundidad. **B)** Profundidad demasiado alta, lo que genera una visualización completa de la estructura de interés en un tamaño reducido, resultando en un uso ineficiente del espacio de pantalla. **C)** Profundidad óptimamente ajustada mostrando la estructura de interés de forma completa y detallada, ocupando adecuadamente los dos tercios superiores de la pantalla según la regla general.

Frecuencia

Corresponde a la frecuencia del haz de ultrasonido emitido por el transductor. Una frecuencia más alta genera una mayor resolución, debido a la menor distancia entre ondas. Sin embargo, tiene una capacidad limitada para penetrar en profundidad. A la inversa, una menor frecuencia puede alcanzar mayores profundidades, pero con una resolución reducida (**Fig. 2-11**).

 Como norma general se utiliza la mayor frecuencia disponible que nos permita escanear a la profundidad que necesitamos.

Ganancia

Representa la intensidad con la que se amplifica la onda que el equipo recibe desde el transductor y puede ajustarse electrónicamente. Este parámetro afecta directamente al brillo de la imagen en pantalla. Existen dos tipos:

Ganancia general. Ajustable mediante una rueda que, al girarla, modifica el brillo global de la imagen (**Fig. 2-12**).

Ganancias Parciales – TGC (*Time Gain Compensation*). Se ajustan mediante potenciómetros o controles en la pantalla táctil. Permiten variar la intensidad de los ecos según su profundidad o, en algunos equipos, su lateralidad. Se usan, principalmente, para compensar la atenuación, pero muchos ecógrafos moder-

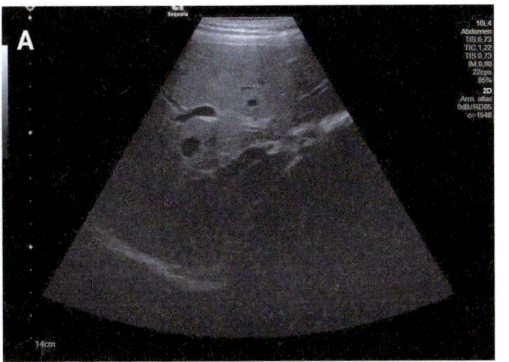 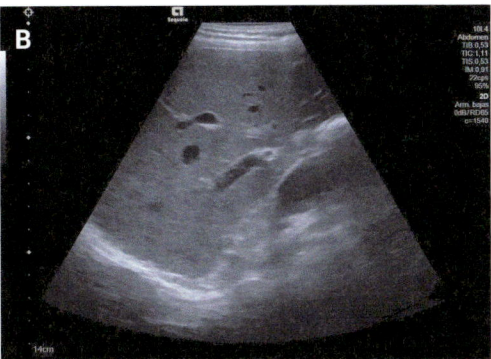

Figura 2-11. Frecuencia. **A)** Frecuencia demasiado alta para la profundidad ajustada, resultando en un contorno diafragmático difuso y una parte profunda oscurecida por atenuación de tejidos. **B)** Ajuste de frecuencia óptimo que reduce la atenuación y mejora la claridad de la imagen, permitiendo una visualización detallada del corte anatómico.

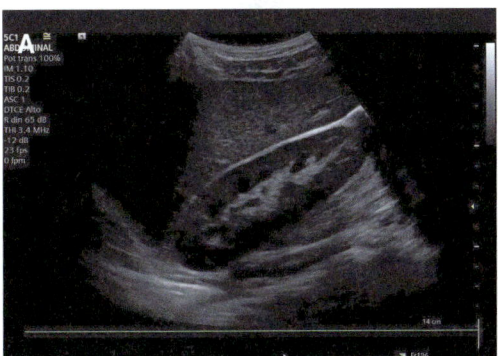 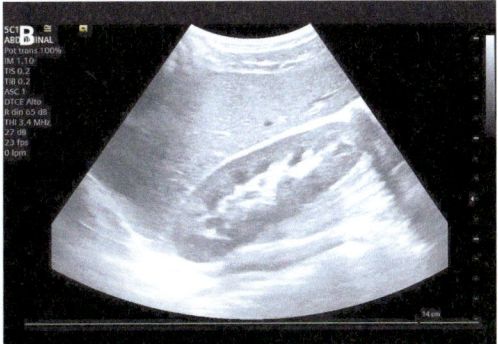

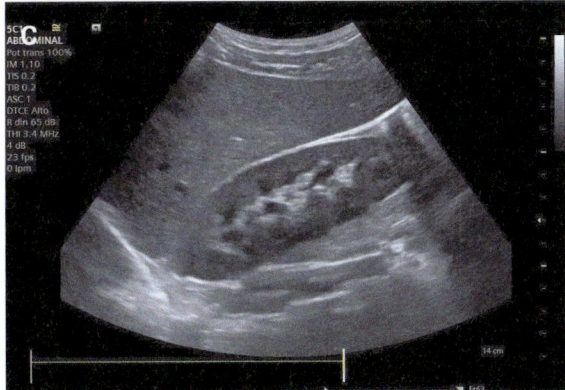

Figura 2-12. Ganancia. **A)** Ganancia general demasiado baja, resultando en una imagen ecográfica demasiado oscura con estructuras difíciles de identificar, perdiéndose mucha información en las zonas más hipoecogénicas. **B)** Ganancia general demasiado alta, donde las estructuras aparecen sobreiluminadas al punto de dificultar la diferenciación con los vasos sanguíneos y perdiéndose información en las estructuras más hiperecogénicas. **C)** Ajuste adecuado de ganancia muestra una escala de grises equilibrada, permitiendo la diferenciación clara de las estructuras anatómicas.

nos cuentan con herramientas automáticas de compensación (**Fig. 2-13**).

> 💡 Se ajustará la ganancia a un nivel en el que tengamos una buena visualización de los grises (una ganancia muy alta hará perder los matices entre grises muy claros y una ganancia muy baja perderá matices entre los grises más oscuros).
>
> Un ejemplo práctico en la utilización de las ganancias parciales (TGC) es en los planos posteriores a la vejiga, en los cuales el refuerzo acústico posterior que esta produce, genera un aumento muy marcado del brillo, perdiéndose detalle de las estructuras que se encuentran en el plano posterior como la próstata o el útero; de esta forma se reduce la ganancia en los planos más profundos a fin de obtener una imagen homogénea en ganancia.

Foco

Identifica la región donde el haz de ultrasonido es más preciso y ofrece la mayor resolución. Es móvil y debe posicionarse en la región de interés en la pantalla para maximizar el detalle. En algunos equipos es posible establecer múltiples focos, pero se ha de tener en cuenta que, al añadir más, se podría reducir la velocidad de procesamiento (**Fig. 2-14**).

Rango dinámico

Este parámetro, también denominado compresión o campo dinámico, define la variedad de grises empleada que el equipo utiliza en la imagen. Un menor rango crea imágenes más contrastadas, mientras que un mayor rango produce imágenes más suaves. Es aconsejable mantener un equilibrio para garantizar la distinción adecuada entre tonos de gris (**Fig. 2-15**).

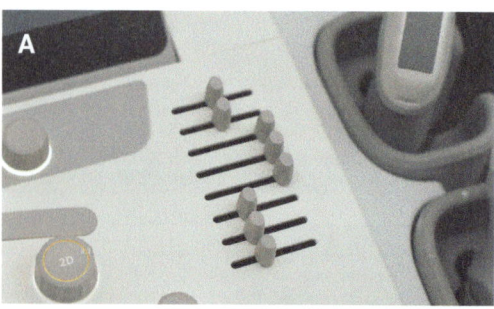

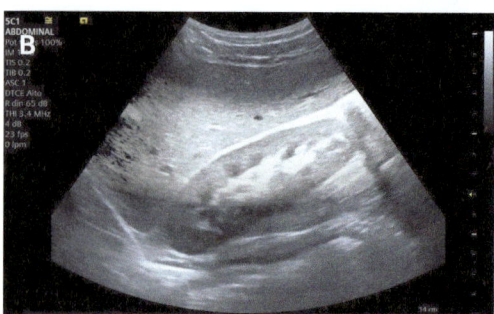

Figura 2-13. Ganancia sectorial (TGC). **A)** En la imagen se observan los potenciómetros del campo medio aumentados. **B)** El ajuste de la figura A aumenta la ganancia en los planos medios, mostrando una imagen más brillante a este nivel.

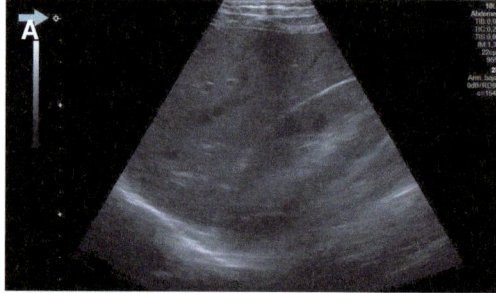

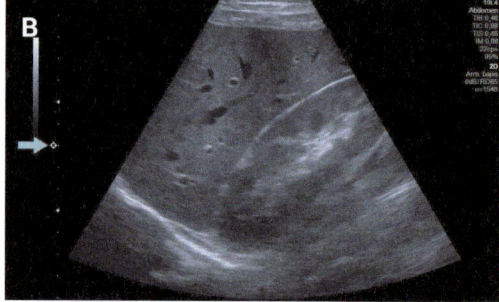

Figura 2-14. Foco. **A)** Al colocar el foco muy superficial (indicado con flecha), se pierde nitidez y definición de las imágenes en profundidad. **B)** En la misma imagen, al colocar el foco en la zona de estudio, podremos tener mayor nitidez a esa profundidad.

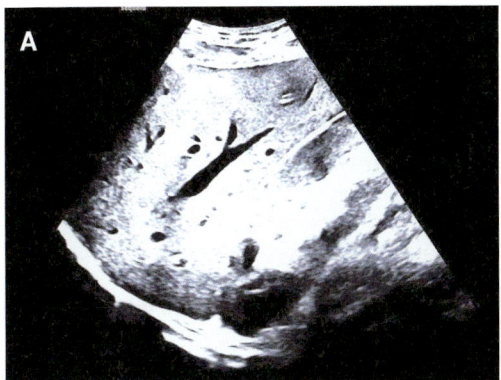
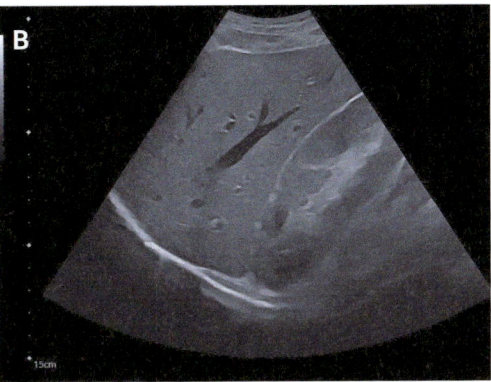
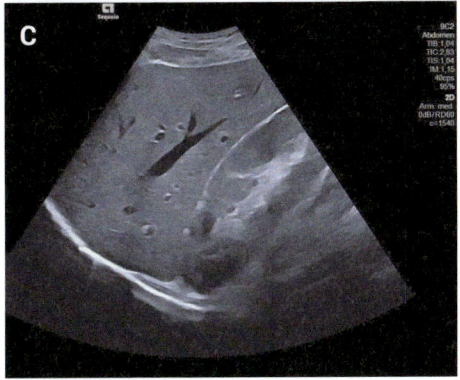

Figura 2-15. Rango dinámico. **A)** Rango dinámico bajo, que resulta en una gama limitada de grises y pérdida de detalle en tejidos de ecogenicidad similar. **B)** Rango dinámico alto, produciendo una amplia escala de grises que puede complicar la diferenciación de estructuras con ecogenicidades cercanas. **C)** Rango dinámico normal, ofreciendo un balance óptimo en la escala de grises que facilita la distinción y diagnóstico de las estructuras ecográficas.

 El rango dinámico se debe ajustar en un valor intermedio, ya que con demasiados grises costará más distinguir las interfases que tengan una ecogenicidad similar, y niveles demasiado bajos de rango dinámico generarán imágenes extremadamente contrastadas, lo que se denomina imagen dura: aquella que tiene sobre todo negros y blancos y en la que cuesta más distinguir los grises intermedios.

Cruce de haces

Es una técnica avanzada de procesamiento de imagen que, básicamente, permite al equipo emitir no solo un haz longitudinal, sino también dos haces inclinados. Este proceso mejora la uniformidad de la imagen, reduciendo sombras o artefactos. Si bien mejora la calidad, también puede ralentizar el procesamiento de la imagen. Es importante reconocer este parámetro, ya que cada fabricante podría tener una denominación diferente para él (**Fig. 2-16**).

La función de cruce de haces suele generar una imagen más suave y atractiva, pero puede ocultar sombras como las que produciría una pequeña litiasis renal, de forma que es importante conocer las limitaciones de este parámetro y controlarlo según el órgano que se está evaluando.

FUNCIONES PRINCIPALES DEL ECÓGRAFO

A continuación, se destacarán los parámetros de imagen de mayor relevancia durante una exploración ecográfica.

Congelado o *freeze*

El botón de congelado o *freeze* es uno de los botones más utilizados en la botonería de un ecógrafo. Como su nombre indica, permite congelar o detener la imagen para su análisis, almacenamiento, comparación o realización de mediciones (**Fig. 2-17**).

Cáliper

El cáliper o herramienta de medición es una función de gran utilidad que permite tomar medidas de distancias, áreas y volúmenes, posibilitando establecer de manera objetiva el tamaño de los diferentes órganos y estructuras evaluadas (**Fig. 2-18**).

Cine

La función de cine es muy útil porque permite, una vez congelada la imagen, la revisión fotograma a fotograma en sentido retrógrado para facilitar la elección del fotograma más representativo de la estructura estudiada.

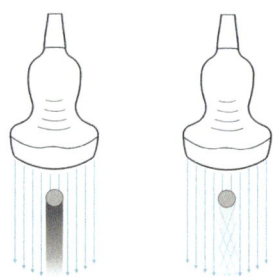

Figura 2-16. Cruce de haces. Comparativa de la emisión de una sonda utilizando la función «Cruce de haces» frente a una sin ella. A la izquierda, la tecnología de cruce de haces produce una imagen más definida y homogénea, pero puede reducir la visibilidad de la sombra acústica tras una litiasis, potencialmente ocultando patologías. A la derecha, sin el cruce de haces, se evidencia más claramente el artefacto de sombra, crucial para la identificación de cálculos.

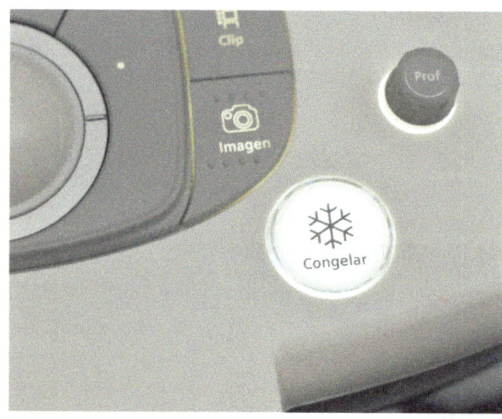

Figura 2-17. Congelado o *freeze*. Botón de congelado.

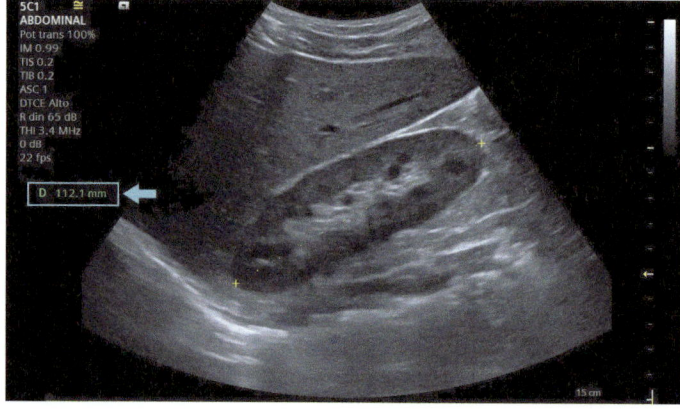

Figura 2-18. Cáliper. Medición del diámetro interpolar del riñón derecho.

Zoom

Esta herramienta permite ampliar de forma digital un sector específico de la pantalla (**Fig. 2-19**). Aunque no es una función muy utilizada en la práctica diaria, puede ser de utilidad en algunos casos especiales como, por ejemplo, la medición de estructuras pequeñas que no se localicen en planos demasiado superficiales. Un ejemplo sería realizar una medición de precisión de la pared vesicular o la medición del grosor de la íntima media en la ecografía carotídea.

💡 A diferencia de la profundidad, en la que se ajusta la distancia del campo de exploración vertical, o sea, qué tan profundo se llega a visualizar, en el *zoom* se amplía una sección específica de la imagen ya obtenida, sin alterar la profundidad de escaneo. Mientras que la profundidad asegura una visión completa de la región anatómica de interés, el *zoom* permite enfocarse en detalles de un área específica a expensas de pérdida significativa de resolución y calidad de imagen.

Pictograma

El pictograma es una representación gráfica del área que se está estudiando, que permite una guía visual de la localización y orientación específica del transductor en el momento en que se está realizando una imagen o vídeo (**Fig. 2-20**).

Texto

Esta herramienta permite introducir comentarios o colocar etiquetas en las imágenes obtenidas para luego guardarlas o imprimirlas. Así se pueden anotar haciendo referencia a un órgano, estructura o hallazgo específico.

Almacenamiento e impresión de imágenes

Los ecógrafos modernos generalmente incluyen capacidades de guardado e impresión de imágenes. En cuanto al guardado, estos dispositivos suelen tener una memoria interna, cuya capacidad determina si se pueden alma-

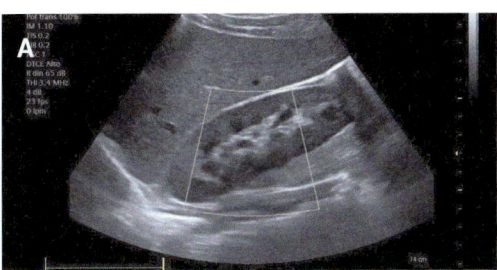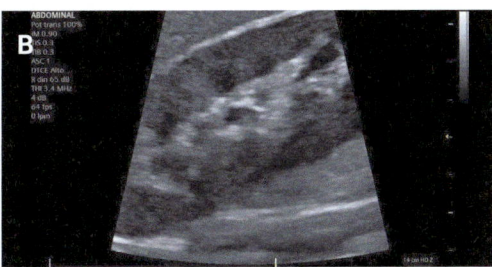

Figura 2-19. *Zoom.* **A)** El recuadro blando ajustable indica el sector de la pantalla que se ampliará. **B)** Imagen ampliada del sector seleccionado.

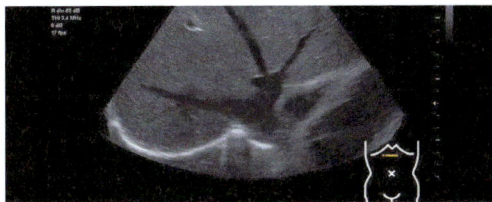

Figura 2-20. Pictograma. Indica la localización anatómica y posición de la sonda al momento de capturar una imagen.

cenar solo imágenes estáticas o también vídeos. Además, los modelos más recientes ofrecen puertos para unidades de almacenamiento externas, como memorias USB, facilitando la transferencia y el almacenamiento de datos (**Fig. 2-21**).

Respecto a la impresión, muchos ecógrafos permiten la conexión con impresoras, aunque estas suelen ser dispositivos opcionales y no siempre están incluidas de serie (**Fig. 2-22**).

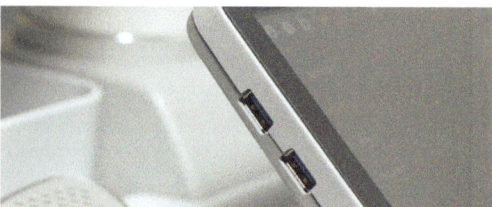

Figura 2-21. Puertos de conexión de memorias externas (USB).

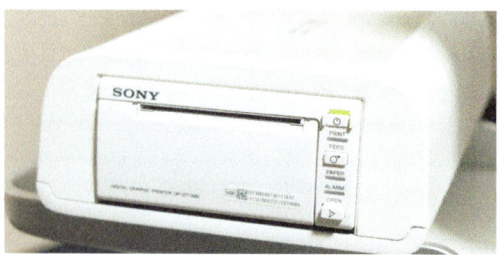

Figura 2-22. Impresora térmica.

 El almacenamiento y la impresión de imágenes ecográficas son herramientas fundamentales para la documentación clínica y para compartir información con pacientes y otros profesionales.

PARÁMETROS AVANZADOS EN ECOGRAFÍA

Segundo armónico

Este mecanismo de emisión-recepción permite al equipo detectar frecuencias dobles a las emitidas. Al activarlo, se logran imágenes con contrastes más definidos, pero puede limitar la penetración del ultrasonido en áreas con pocas interfaces. De manera práctica puede considerarse como una especie de filtro de frecuencias que puedan generar ruido en la imagen.

 Aunque es complicado establecer una regla general, siempre que se atraviesen muchas interfaces o se requiera un extra de contraste en la imagen, se deberá mantener el armónico activado. Esta función mejora significativamente la visualización de estructuras vasculares o con contenido líquido.

Espacio/tiempo

Este parámetro, cuyo nombre podría variar según el fabricante, ajusta la cantidad de cristales del transductor activos, lo que influye en la resolución y en la velocidad del *frame rate*.

Mapa

Controla cómo se distribuyen los grises en la imagen. Aunque está estrechamente relacionado con el rango dinámico, su función se diferencia al ajustar la homogeneidad de la imagen.

Persistencia

Se refiere al intervalo entre imágenes consecutivas. Una mayor persistencia fusiona imágenes, resultando en transiciones más lentas, pero más uniformes.

Matiz de color

Si bien las imágenes ecográficas son típicamente en blanco y negro, es posible aplicar paletas de colores (sepia, verde, etc.) para mejorar la diferenciación de ciertas estructuras o lesiones.

Ancho del sector

Esencialmente relevante con transductores convexos o sectoriales, este parámetro ajusta el ancho de la zona de escaneo. Modificar el ancho del sector puede influir en la velocidad del *frame rate*.

Potencia acústica (potencia del transductor)

Se trata de la energía total del haz de ultrasonidos. Su ajuste tiene su principal aplicación en ecografías con contraste o en exploraciones de estructuras muy delicadas, como la ecografía ocular o transfontanelar (en este caso, menor energía emitida implica también menor absorción en forma de calor, por lo que se reduce la potencia para que, a lo largo de la exploración, los tejidos no aumenten su temperatura).

Frame rate o refresco de imagen

Aunque no se considera estrictamente un parámetro *per se,* el *frame rate* representa la cantidad de imágenes por segundo que se muestran en la pantalla del ecógrafo y depende directamente de otros ajustes seleccionados. Es crucial comprender que la cantidad de datos que debe procesar el ecógrafo influye directamente en la frecuencia de actualización de la imagen. Si el equipo procesa una gran cantidad de datos, resultará en una tasa de refresco *(frame rate)* más baja, lo que podría traducirse en una percepción más lenta de la imagen o una pérdida de fluidez en el movimiento de las imágenes. Por otro lado, al procesar menos datos, se logra un *frame rate* más alto, lo que nos brinda una visualización casi en tiempo real.

PARÁMETROS ESPECÍFICOS DE LOS DIVERSOS MODOS DE IMAGEN ECOGRÁFICA

Mientras que muchos parámetros son comunes en todos los modos de imagen ecográfica, ciertos modos como el Doppler presentan parámetros específicos.

Ángulo de insonación en modo Doppler

Modo Doppler color. Permite ajustar el ángulo de la caja de Doppler. Al hacerlo, se observará que la caja, al inclinarla, adopta una forma romboidal. Es esencial alinear el máximo posible la caja con la dirección del flujo (**Fig. 2-23**).

Modo Doppler pulsado. En este modo, se puede variar el ángulo de incidencia. Al realizar este ajuste, una línea en la pantalla indicará el ángulo en cuestión. Al cambiar el ángulo, la escala del eje «y» (velocidad) también se modifica. Es muy importante recordar que las mediciones deben ser realizadas siempre con ángulos inferiores a los 60°. Más allá de este

límite, es recomendable buscar otros ángulos de abordaje (**Fig. 2-24**).

Escala de velocidad en modo Doppler

La escala permite seleccionar los rangos de velocidad que se quieren analizar en los flujos. Es crucial establecer una escala adecuada para el flujo que se esté estudiando. Si se analizan velocidades altas con una escala baja, se generará el fenómeno de *aliasing*. En la pantalla del ecógrafo, este fenómeno se manifiesta como un mosaico de colores con una mezcla de píxeles azules y rojos. Esto indica que las velocidades bajo estudio superan las de la escala establecida (**Figs. 2-25** y **2-26**).

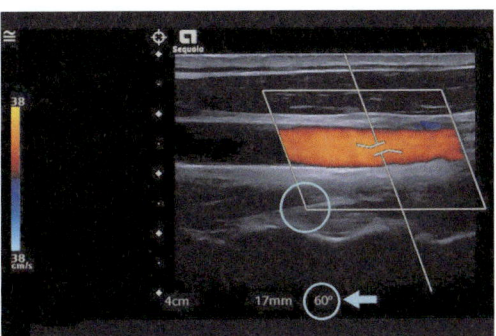

Figura 2-23. Ángulo Doppler color. En la imagen se puede observar que se ha inclinado la caja respecto a la vertical de la imagen para alinearse mejor con el flujo de la carótida.

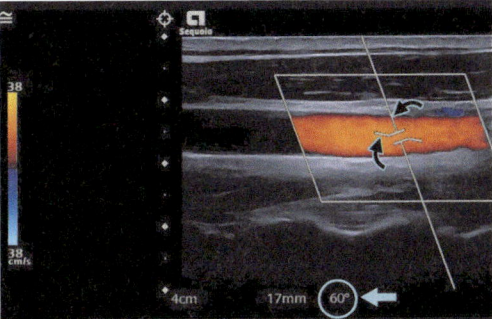

Figura 2-24. Ángulo Doppler pulsado. Se señala en la pantalla del equipo tanto el ángulo utilizado (60°) (flecha azul) como la representación de ese ángulo respecto a la anatomía en el ROI (flechas negras).

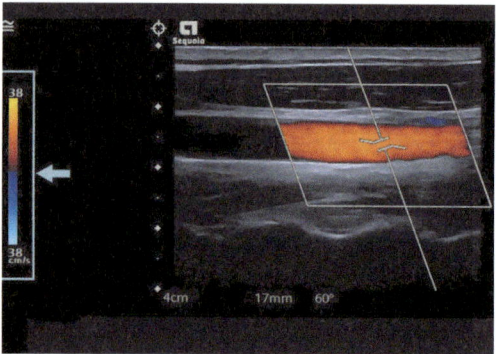

Figura 2-25. Escala Doppler color. En los equipos siempre se muestra la escala del Doppler color con el azul y el rojo, señalando de forma numérica la velocidad, en este caso en cm/s.

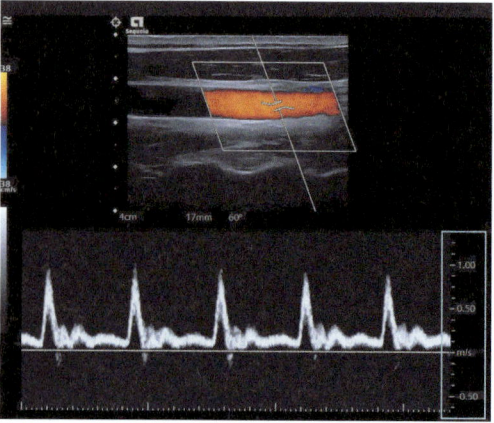

Figura 2-26. Escala Doppler pulsado. Escala de velocidad representada en el eje «y».

Contrariamente la utilización de escalas muy altas para la medición de flujos de baja velocidad harán que dicho flujo no sea detectable, pudiendo interpretarse erróneamente como ausencia de flujo. En algunos equipos la escala se puede modificar directamente, mientras que en otros, este ajuste se realiza a través de un parámetro que se conoce como PRF (frecuencia de repetición de pulsos).

AJUSTE DE IMAGEN ECOGRÁFICA

A pesar de la variedad de parámetros disponibles, el ajuste de la imagen ecográfica puede simplificarse siguiendo una serie de pasos esenciales que minimizan la cantidad de ajustes necesarios, maximizando el impacto en la calidad visual. Es fundamental recordar que cada modo de imagen tiene parámetros distintivos, y las modificaciones realizadas en el modo B o 2D no afectan a los parámetros del modo color o Doppler espectral. Por ello, la atención se centra, principalmente, en el modo bidimensional, aunque los principios son aplicables a otros modos de imagen.

1. Se debe hacer hincapié en la elección inicial del transductor adecuado, seguido por el *preset* correspondiente. Esta decisión facilita el ajuste ya que, al usar el *preset* adecuado (por ejemplo, el de abdomen al explorar esta región), se reduce la necesidad de modificar otros parámetros.

2. Una vez seleccionado el transductor y colocado en la zona de interés, es vital definir la profundidad de trabajo para la estructura en cuestión. Esta acción facilita el ajuste de la frecuencia, siendo las frecuencias más altas preferibles para menores profundidades. Es crucial realizar este ajuste mientras se observa la imagen en tiempo real para garantizar una visualización óptima.

3. Tras obtener una visualización completa del órgano o estructura con la profundidad y frecuencia idóneas, es pertinente ajustar la ganancia. Esto mejora la visualización de los detalles y brillos específicos. Si el equipo dispone de funciones avanzadas, como el cruce de haces, es recomendable ajustarlas, pues mejoran significativamente la calidad de la imagen.

4. Con una visualización clara del órgano o estructura, el ajuste del foco es esencial, especialmente en áreas donde se requiera una mayor definición. Por ejemplo, si se detecta una zona de interés en el hígado, se debe posicionar el foco en dicha área.

5. Finalmente, tras ajustar los parámetros esenciales, se puede personalizar la imagen en términos de grises (rango dinámico y mapa) o incluso añadir matices cromáticos para resaltar áreas específicas.

A medida que se realiza la exploración, estos pasos pueden aplicarse de manera dinámica. Si en algún momento la calidad de la imagen disminuye debido a un ajuste, siempre es posible regresar al *preset* inicial, permitiendo que la imagen vuelva a sus ajustes predeterminados y facilitando su posterior personalización.

BIBLIOGRAFÍA

Dogra, V. S., & Rubens, D. J. (2010). *Ultrasound Secrets.* Elsevier Health Sciences.

González, J. M., y Bertrand, M. E. (2007). *Ecografía Doppler Clínica.* Elsevier.

Grant, E. G., & Condon, C. D. (2009). *Ultrasound of the Thyroid and Parathyroid Glands.* Thieme.

McNally, E. G. (2006). *Ultrasonografía Musculoesquelética.* Marbán Libros.

Meire, H. B., & Farrant, P. (2006). *Ultrasound in Obstetrics and Gynecology* (vol. 3). Springer.

Middleton, W. D., Kurtz, A. B., y Hertzberg, B. S. (2007). *Ecografía.* Marbán Libros.

Rumack, C. M., & Levine, D. (2017). *Diagnostic Ultrasound* (vol. 1). Elsevier Health Sciences.

Shung, K. K. (2005). *Diagnostic Ultrasound: Imaging and Blood Flow Measurements.* CRC Press.

Semiología ecográfica

3

M. Marchese Ratti y J. C. Sánchez Sánchez

INTRODUCCIÓN

La semiología ecográfica es un tema de fácil comprensión y resulta de gran utilidad y rentabilidad en la práctica clínica. Permite interpretar, comprender y describir adecuadamente las imágenes ecográficas, ya sean realizadas por uno mismo o por otros profesionales.

Al utilizar correctamente los términos y la nomenclatura específica, se puede hacer que los informes o descripciones de las exploraciones ecográficas sean comprendidos de manera transversal por otros profesionales y acceder de forma más precisa a un diagnóstico correcto. Esto no solo ayuda a que la comunicación sea eficaz, sino que también nos permite minimizar los errores en la interpretación de las imágenes y, no menos importante, a ganar el respeto y la confianza de otros colegas.

La semiología ecográfica se basa en cuatro pilares que son:
- La ecogenicidad (imágenes fundamentales).
- La ecoestructura.
- Los bordes.
- Los artefactos ecográficos.

IMÁGENES ELEMENTALES

En ecografía existen cuatro imágenes elementales basadas en la ecogenicidad.

Estas cuatro imágenes elementales son las imágenes:
- Anecoicas.
- Hipoecoicas.
- Isoecoicas.
- Hiperecoicas.

💡 Es importante aclarar que términos como 'anecoico' o 'anecogénico', así como 'hipoecoico' o 'hipoecogénico', etc., son sinónimos y su uso es indistinto. Esta doble terminología puede generar confusión, especialmente entre los principiantes.

La **tabla 3-1** recoge los detalles y características de las cuatro imágenes elementales.

Imágenes anecoicas

Son imágenes que se representan en color negro, ya que no presentan ecogenicidad (de ahí el nombre *an-ecoicas,* sin ecogenicidad), y que suelen corresponder a líquidos como, por ejemplo, bilis, orina, líquido inflamatorio, ascítico, sangre, pus, etc. (vale aclarar que, en ocasiones, la sangre de un hematoma o el pus de un absceso puede haber sufrido procesos de coagulación, sedimentación o formación de fibrina, por lo que no serán completamente anecoicos, pudiendo presentar cierta ecogenicidad).

El resto de las imágenes elementales las clasificamos en el grupo de las *imágenes ecogénicas* porque, en mayor o menor medida, presentan ecogenicidad. La interpretación de las imágenes ecogénicas se basa en una escala relativa y comparativa de grises, ya que cuando se dice que una imagen es hipoecogénica, es porque se está comparando con otra que tiene mayor ecogenicidad. Salvo casos especiales como, por ejemplo, el de la ecografía de mama, donde la referencia de ecogenicidad es

Tabla 3-1. Características de las imágenes elementales

Imagen elemental	Características	Tono / relación con estructuras adyacentes	Ejemplos
Anecogénica	Sin ecos en su interior	Negro	Orina Sangre Quistes
Hipoecogénica	Con pocos ecos en su interior	Más oscuro	Tumores de mama Abscesos
Isoecogénica	La intensidad de los ecos no se diferencia de las estructuras adyacentes	Igual tono	Parénquima hepático / corteza renal
Hiperecogénica	La intensidad de los ecos es mayor que la de las estructuras circundantes	Más claro Más blanco	Hemangiomas Esteatosis hepática Litiasis

el tejido adiposo, habitualmente, cuando se hace referencia a la ecogenicidad de una imagen, es porque se está comparando con la ecogenicidad de su entorno o la estructura circundante (**Figs. 3-1** y **3-2**).

Imágenes hipoecoicas

Son imágenes que presentan menor ecogenicidad que su entorno, representándose con un tono más oscuro respecto a este.

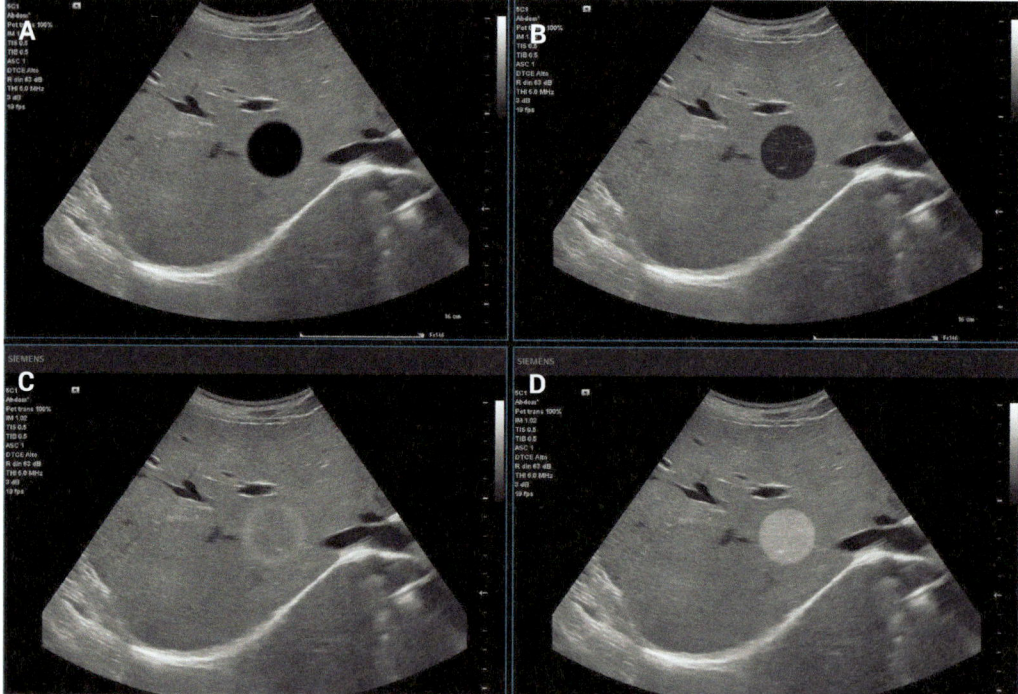

Figura 3-1. Las siguientes imágenes muestran las cuatro imágenes elementales obtenidas mediante manipulación digital para una mejor comprensión de estas. **A)** Anecoica. **B)** Hipoecoica. **C)** Isoecoica. **D)** Hiperecoica.

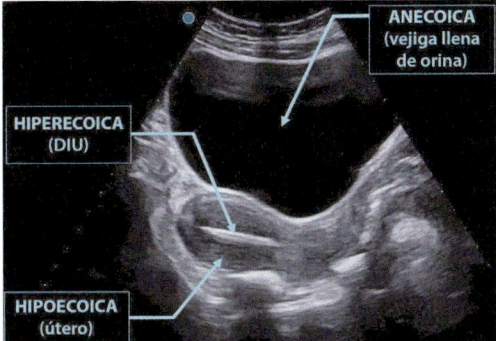

Figura 3-2. En esta imagen de la pelvis femenina, se identifican tres de las cuatro imágenes elementales.

Imágenes isoecoicas

Son imágenes que presentan la misma ecogenicidad al compararlas entre sí, o que presentan la misma ecogenicidad que su entorno si es que se está estudiando una estructura específica. Por lo tanto, en la pantalla del ecógrafo se representan en el mismo tono de gris. Muchas veces lo que ayuda a identificar lesiones focales isoecoicas es la presencia de un borde o halo de diferente ecogenicidad o que la ecoestructura interna es diferente a la de su entorno, ya que por la tonalidad (ecogenicidad) no sería posible distinguirlas.

Imágenes hiperecoicas

Son imágenes que presentan mayor ecogenicidad que su entorno, representándose en un tono de gris más claro, incluso hasta llegar al blanco.

En las siguientes figuras se presentan varios ejemplos de las diferentes imágenes elementales (**Figs. 3-3**, **3-4**, **3-5** y **3-6**).

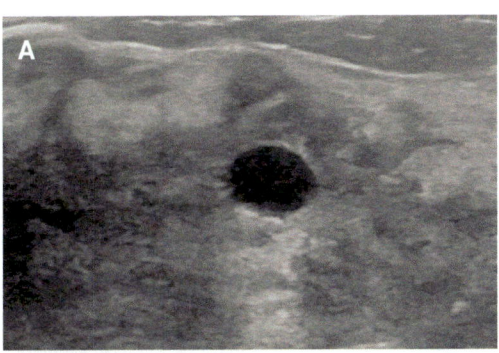
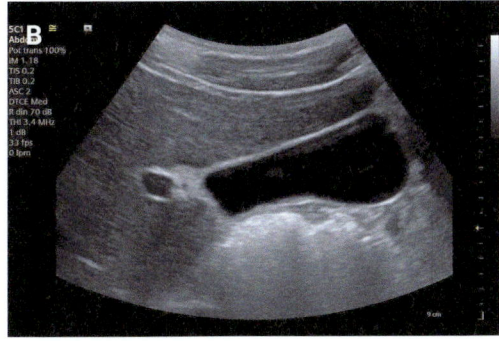

Figura 3-3. Imagen anecoica. **A)** Quiste simple. **B)** Vesícula biliar. Ambas estructuras presentan líquido en su interior.

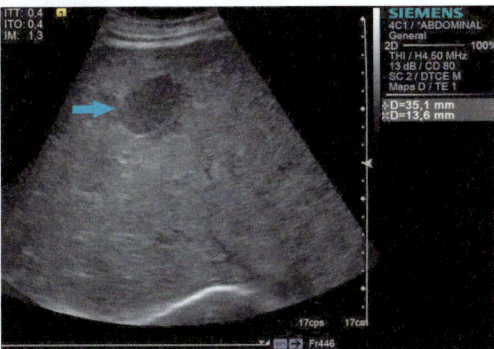

Figura 3-4. Imagen hipoecoica. Tumor hepático.

ECOESTRUCTURA

La ecoestructura se define como las características ecográficas que describen la textura y apariencia de los distintos órganos y tejidos, tales como tendones, músculos, hígado, bazo, etc. Si bien existen múltiples maneras de clasificar la ecoestructura, una de las más prácticas y ampliamente utilizadas es la que distingue entre ecoestructura **homogénea** y **heterogénea**. En el ámbito de la ecografía abdominal, se prefiere esta clasificación por su relevancia y utilidad.

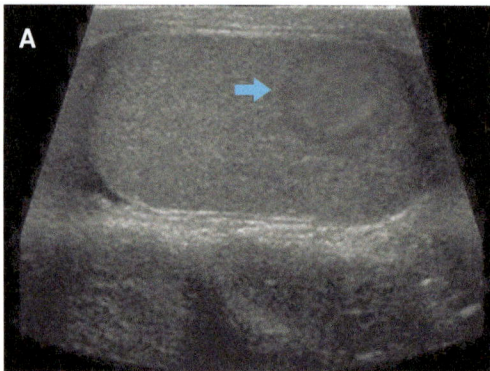
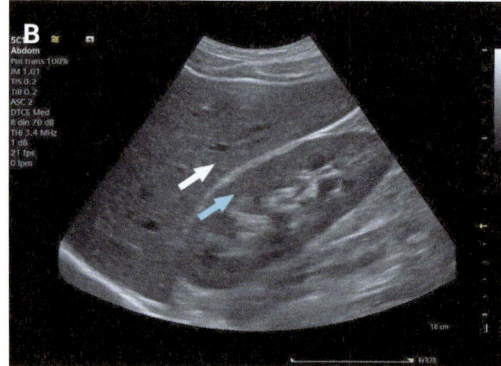

Figura 3-5. Imagen isoecoica. **A)** Tumor testicular. **B)** En condiciones fisiológicas la corteza renal (flecha azul) y la del parénquima hepático (flecha blanca) son isoecoicas.

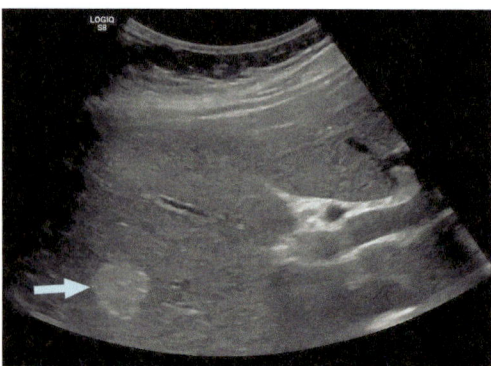

Figura 3-6. Imagen hiperecoica. Hemangioma hepático.

En las siguientes imágenes se observan algunos ejemplos (**Figs.** **3-7**, **3-8** y **3-9**).

BORDES

La clasificación de los bordes es otro pilar importante en la semiología ecográfica. Permite diferenciar entre imágenes nodulares de aspecto benigno y maligno, así como por ejemplo un hígado cirrótico de uno normal o un hematoma o absceso de una lesión sólida.

Los bordes de una estructura pueden clasificarse en **regulares** e **irregulares**. Se hace referencia a bordes **regulares** cuando se observan bordes lisos y bien delimitados, como es el caso de un quiste o de un hemangioma, mientras que los bordes **irregulares** pueden adoptar diferentes morfologías como espículas, lobulaciones, ángulos o forma estrellada. Los bordes regulares también son conocidos como *bordes circunscritos.*

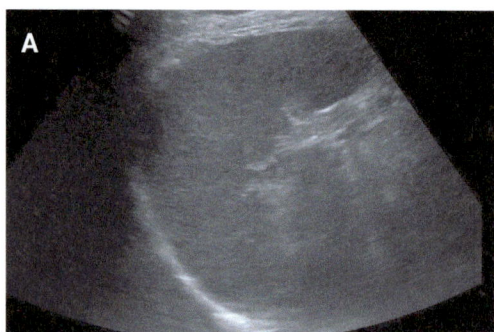
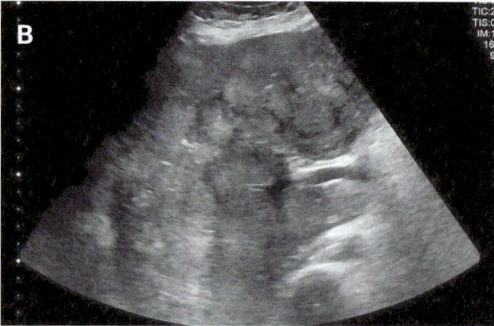

Figura 3-7. Ecoestructura. **A)** Imagen del bazo que presenta una ecoestructura homogénea y lisa correspondiente al parénquima esplénico. **B)** Hígado con múltiples nódulos metastásicos que le confieren una ecoestructura heterogénea al parénquima hepático.

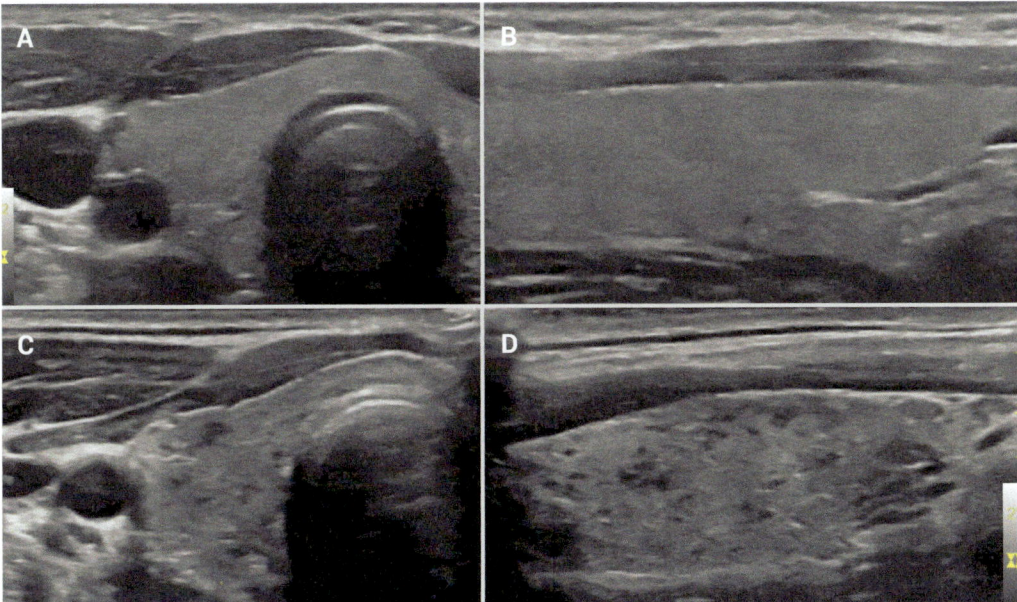

Figura 3-8. Imagen comparativa de la glándula tiroides de dos pacientes diferentes. En **A** y **B)** se observa un tiroides normal que presenta un parénquima glandular liso y homogéneo, mientras que en **C** y **D)** se observa una tiroiditis crónica, la cual presenta un parénquima heterogéneo a expensas de múltiples imágenes micronodulares hipoecoicas.

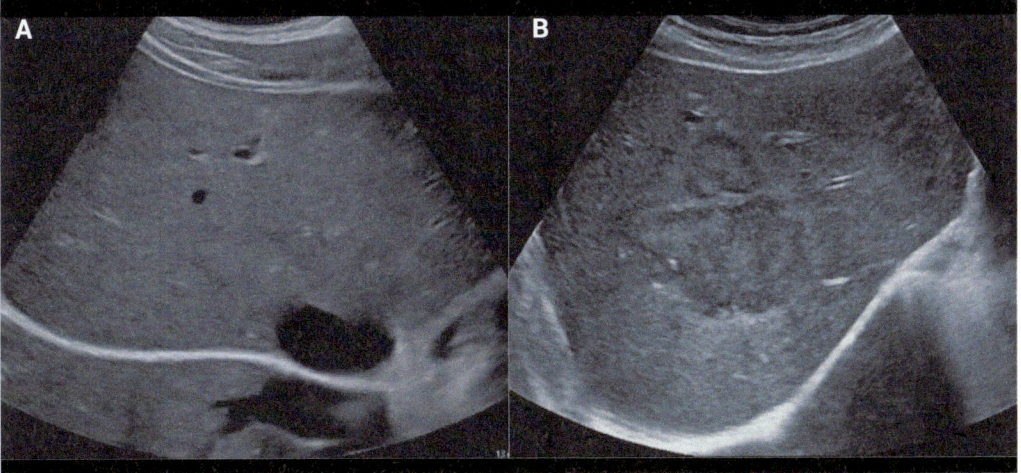

Figura 3-9. Comparativo de ecoestructuras. **A)** Corte transversal del hígado en el que se observa un parénquima hepático homogéneo. **B)** Corte transversal del hígado en el que se observa una ecoestructura heterogénea a expensas de una gran masa que a su vez también presenta aspecto heterogéneo.

Es importante no confundir los bordes irregulares con los bordes mal definidos o también llamados imprecisos. Los bordes mal definidos son imágenes en las que no se puede determinar claramente el borde, es decir, dónde comienza y dónde termina la estructura que estamos estudiando, no pudiendo identificar claramente su límite. Por lo tanto, una estructura puede tener un borde irregular y bien definido o un borde irregular y mal definido.

Para una mejor comprensión, en las siguientes imágenes se pueden observar algunos ejemplos (**Figs. 3-10**, **3-11**, **3-12**, **3-13**, **3-14** y **3-15**).

En la ecografía abdominal también podemos utilizar algunas características más específicas al referirnos a los bordes irregulares como, por ejemplo: lobulado, polilobulado, microlobulado, espiculado, estrellado o angulado.

💡 Con cierta frecuencia se confunden los conceptos de bordes irregulares y bordes mal definidos, considerándolos erróneamente sinónimos, cuando en realidad describen características distintas. Los bordes irregulares suelen estar asociados con procesos malignos, mientras que los bordes mal definidos no implican necesariamente la misma connotación clínica.

ARTEFACTOS ECOGRÁFICOS

Los artefactos ecográficos son imágenes que se representan en la pantalla del ecógrafo, producidas por diferentes fenómenos físicos y la técnica de procesamiento de las imágenes.

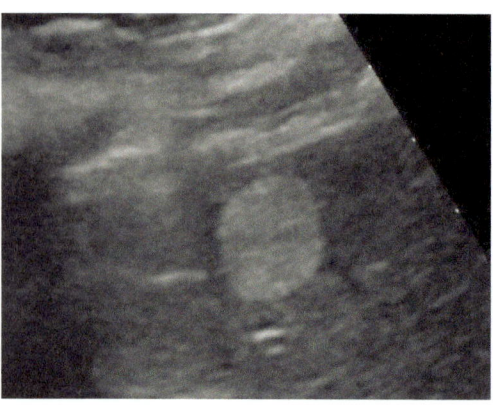

Figura 3-10. Bordes regulares. Hemangioma hepático de bordes circunscritos y regulares.

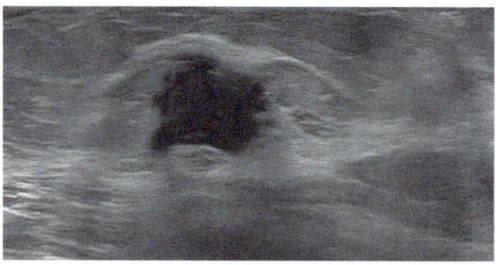

Figura 3-11. Bordes irregulares. Imagen de bordes irregulares correspondiente a un carcinoma de mama.

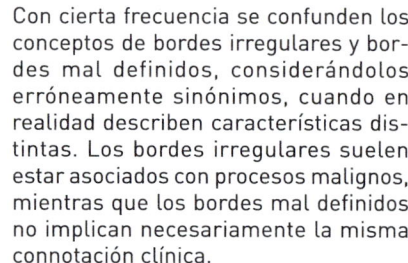

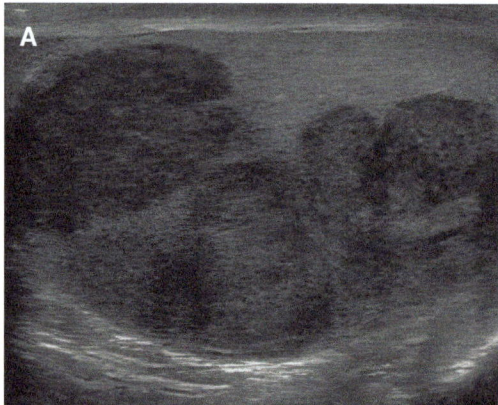

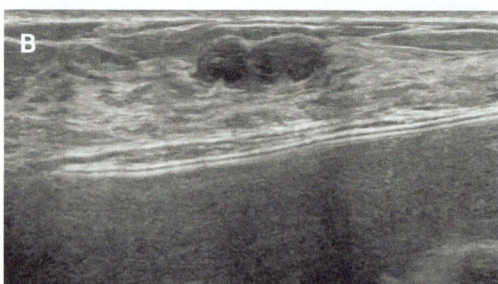

Figura 3-12. Bordes lobulados. **A)** Imagen polilobulada, hipoecoica que corresponde a un tumor testicular maligno. **B)** Imagen hipoecoica, polilobulada que podría corresponder a un fibroadenoma mamario.

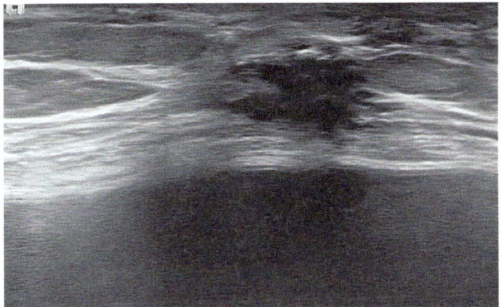

Figura 3-13. Bordes espiculados. Imagen de bordes irregulares y espiculados correspondiente a un carcinoma de mama.

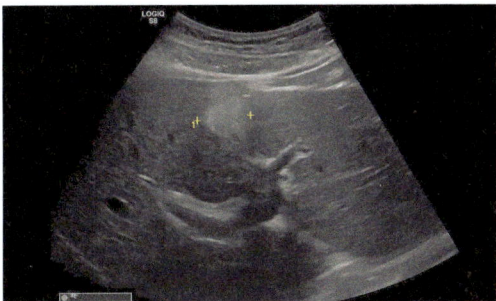

Figura 3-14. Bordes imprecisos. Imagen hiperecogénica en la cual es difícil determinar claramente el contorno. Estos bordes se conocen como imprecisos o mal definidos.

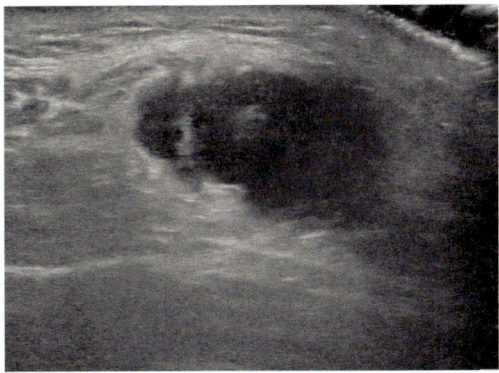

Figura 3-15. Borde irregular bien definido *vs.* mal definido. Imagen an/hipoecogénica correspondiente a un absceso que presenta bordes irregulares, pero bien definidos principalmente en el sector izquierdo y bordes imprecisos o mal definidos en el sector derecho.

Los artefactos ecográficos no corresponden a imágenes reales de una estructura en sí misma, por lo que pueden ser considerados «imágenes virtuales», ya que aparecen en la pantalla del ecógrafo, pero en realidad no existen físicamente. Además, en muchas ocasiones pueden «jugar a favor» del explorador, mientras que en otras ocasiones pueden «jugar en contra», impidiendo la correcta visualización de estructuras, o llevando a cometer errores de interpretación o diagnóstico si no se los reconoce, corrige e interpreta correctamente.

Existen múltiples artefactos ecográficos que los ejemplos gráficos ayudarán a comprender.

Dos de los artefactos más comunes y útiles en la ecografía abdominal son el refuerzo acústico posterior y la sombra acústica posterior. Son dos artefactos prácticamente antagónicos.

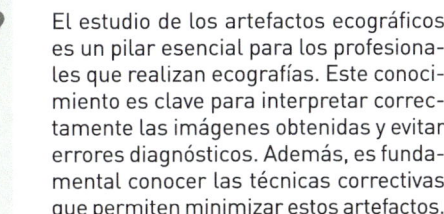

El estudio de los artefactos ecográficos es un pilar esencial para los profesionales que realizan ecografías. Este conocimiento es clave para interpretar correctamente las imágenes obtenidas y evitar errores diagnósticos. Además, es fundamental conocer las técnicas correctivas que permiten minimizar estos artefactos.

Refuerzo acústico posterior

El refuerzo acústico posterior es un artefacto ecográfico que se produce cuando el haz de ultrasonido atraviesa un líquido como puede ser, por ejemplo, el contenido de la vesícula, la vejiga, un quiste o un hematoma, y en el plano posterior a esa estructura se genera una banda vertical más hiperecogénica que el entorno. Este fenómeno se produce porque los haces de ultrasonido que atraviesan la estructura con contenido líquido (un medio de baja impedancia) no tienen prácticamente atenuación. Estos haces alcanzan los planos posteriores a dicha estructura con más intensidad que los haces de ultrasonido que han atravesado estructuras sólidas (adyacentes), donde el fenómeno de absorción ha atenuado su intensidad (**Fig. 3-16**).

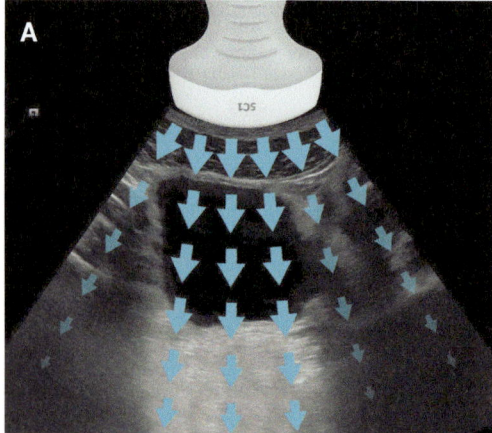

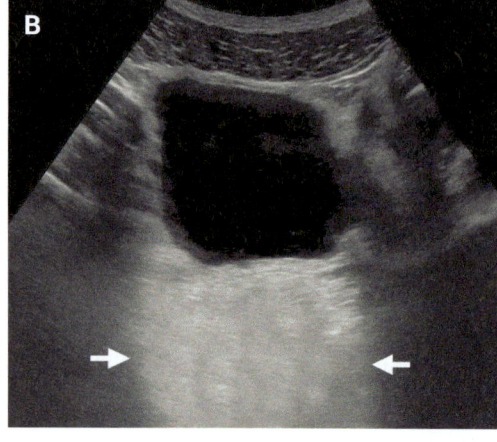

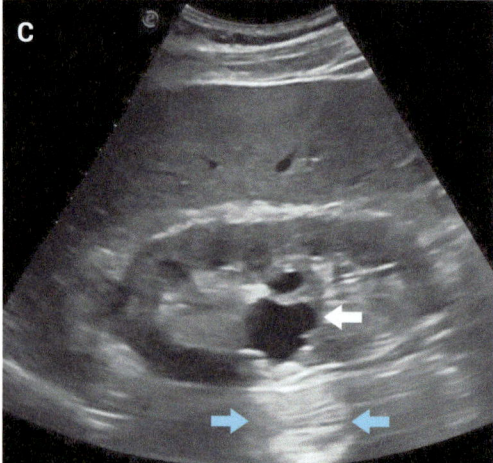

Figura 3-16. Refuerzo acústico posterior. **A)** Esquema del refuerzo acústico posterior en un corte transversal pélvico. La imagen anecoica trapezoidal central corresponde a la vejiga llena de orina. La intensidad de las ondas ultrasónicas se representa con el tamaño de las flechas. En la región central, las ondas atraviesan el contenido líquido con mínima atenuación, mientras que, en las zonas laterales, la absorción por tejidos musculares y ligamentos reduce la intensidad de las ondas en los niveles posteriores. Esto resulta en una mayor ecogenicidad detrás de la vejiga comparada con áreas de igual profundidad que no contienen líquido, un efecto conocido como refuerzo acústico posterior. **B)** Refuerzo acústico posterior detrás de la vejiga llena de líquido, evidenciado por una zona más hiperecogénica. **C)** Refuerzo acústico posterior (flecha azul) generado por el contenido líquido de un quiste en el seno renal (flecha blanca).

Sombra acústica posterior

La sombra acústica posterior es justamente el efecto contrario al refuerzo acústico posterior, en el que se produce una banda vertical anecogénica (oscura), que sería la «sombra», posterior a una estructura de alta impedancia y reflectividad que no deja pasar el ultrasonido, como puede ser el hueso, una calcificación o una litiasis, por ejemplo. La superficie más cercana al transductor, de estas estructuras, se verá como una línea muy hiperecogénica e inmediatamente posterior a la misma (o sea, en la parte de inferior de la pantalla se verá el característico cono de sombra) (**Fig. 3-17**).

💡 El refuerzo acústico posterior y la sombra acústica posterior son los dos artefactos ecográficos más relevantes en la ecografía abdominal.

Atenuación acústica posterior

Se trata de un artefacto similar a la sombra acústica posterior, pero en el cual la estructura que produce la sombra no refleja el total de los haces de ultrasonido que le llegan, sino que algunos de ellos logran atravesar la estructura, pero con marcada pérdida de intensidad, alcanzando los planos posteriores muy atenuados, por lo que se observa una banda vertical posterior hipoecoica.

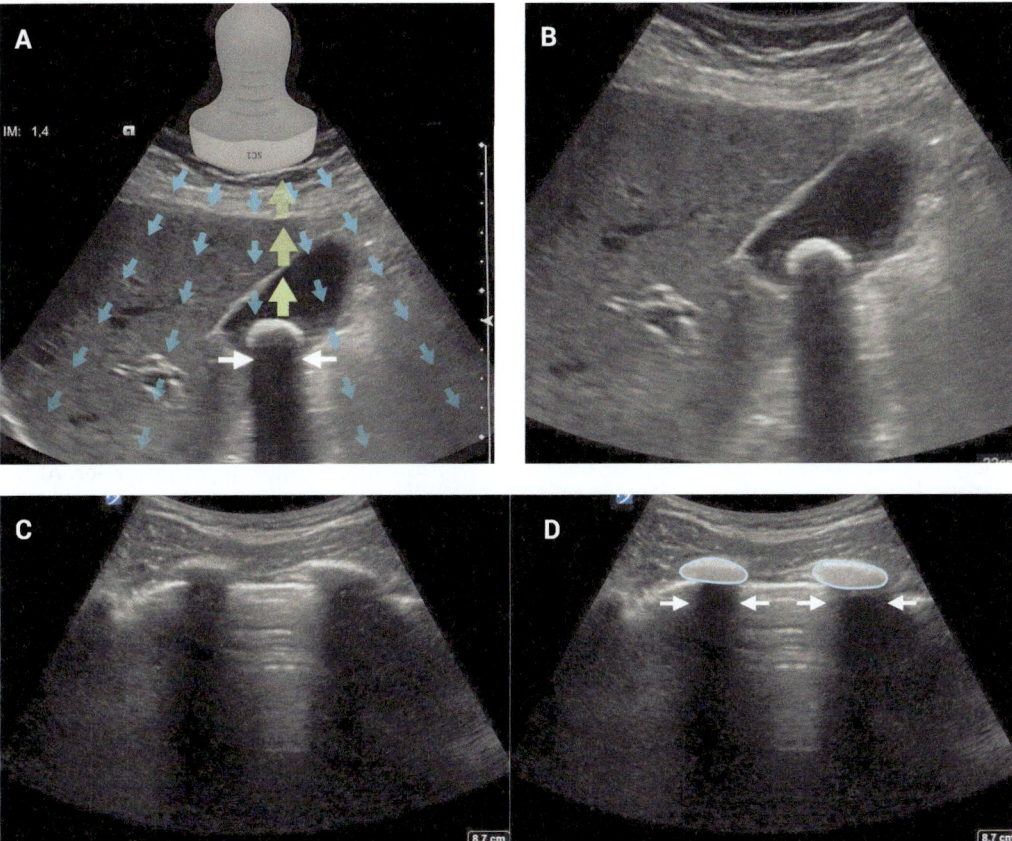

Figura 3-17. Sombra acústica posterior. **A)** Representación esquemática de la sombra acústica posterior causada por una litiasis vesicular. Las flechas azules representan las ondas de ultrasonido emitidas por el transductor. Dado que la litiasis es altamente reflectante debido a su composición cálcica, esta refleja casi todas las ondas recibidas (flechas verdes), actuando como barrera al paso de los ultrasonidos a los planos posteriores. De esta manera, en el plano posterior a la superficie de la litiasis se ve una ausencia total de imagen, que se representa con una banda vertical anecoica. **B)** Sombra acústica posterior producida por colelitiasis. **C)** Sombra acústica posterior producida por las costillas. **D)** Se observan dos costillas en un corte transversal (delineado azul) y su sombra acústica posterior (flechas blancas).

Este fenómeno es característico de estructuras fibrosas o sólidas de gran densidad como, por ejemplo, tumores malignos de mama (**Fig. 3-18**).

Reverberación

El artefacto de reverberación en ecografía es un artefacto relativamente común, el cual se ve representado por múltiples imágenes lineales hiperecogénicas horizontales, paralelas y equi- distantes entre sí, que se producen cuando el haz de ultrasonido se refleja varias veces entre dos estructuras de alta reflexión, en el camino de regreso de los ultrasonidos hacia el transductor. (**Fig. 3-19**).

Cola de cometa

El artefacto de cola de cometa es un tipo específico de artefacto de reverberación, que suele producirse por la interfase que se origina entre

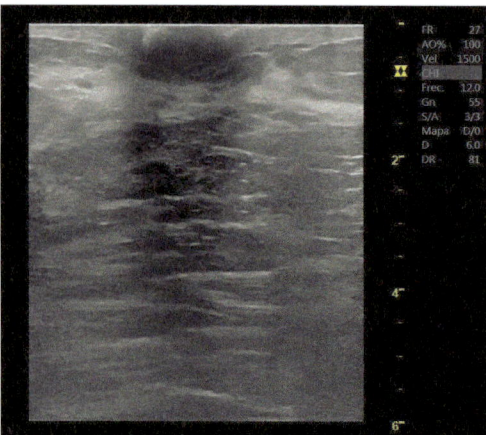

Figura 3-18. Atenuación acústica posterior. Columna vertical hipoecoica producida por el pezón en una ecografía de mama.

las pequeñas burbujas de aire o gas con un líquido. Se ve representado como líneas móviles, verticales e hiperecogénicas, formadas por múltiples líneas horizontales muy pequeñas y equidistantes entre sí.

En la ecografía abdominal se ve muy frecuentemente este artefacto en las estructuras del tubo digestivo, incluso muchas veces la presencia de este artefacto ayuda a su identificación. Otro ejemplo característico es el edema pulmonar, en el que la interacción entre el líquido acumulado en el espacio intersticial con el aire de los alvéolos produce artefactos en cola de cometa (**Fig. 3-20**).

Imagen en espejo

El artefacto de imagen en espejo es un fenómeno visual en el cual la pantalla del ecógrafo muestra una estructura duplicada con simetría especular (simetría en espejo) a ambos lados de una estructura altamente reflectante y superficie cóncava como puede ser el diafragma, siendo una imagen real la que se encuentra en el plano más superficial y una imagen virtual la que se encuentra en el plano más profundo.

Este fenómeno se da cuando existen interfases entre tejidos de impedancias acústicas muy diferentes y en las que el procesamiento de imágenes de ecógrafo realiza una interpretación errónea, replicando la imagen de la estructura más proximal (**Fig. 3-21**).

A pesar de que es un artefacto que podría llevar a confusión, el hecho de conocerlo puede ayudar a sacarle provecho. El ejemplo más común que se presenta en la ecografía abdominal es la «imagen en espejo» que percibimos en el plano subcostal derecho (en corte transversal u oblicuo) en el que se observa el hígado en los planos más superficiales (la parte de arriba de la pantalla); posterior a este, una imagen hiperecogénica lineal y de concavidad superior que es el diafragma, y en el plano inmediatamente posterior a él, donde se encuentra el pulmón, se observa la imagen reflejada del parénquima hepático.

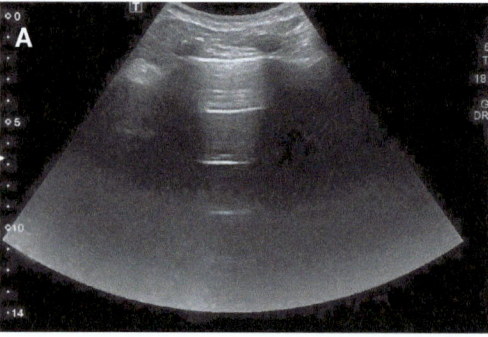
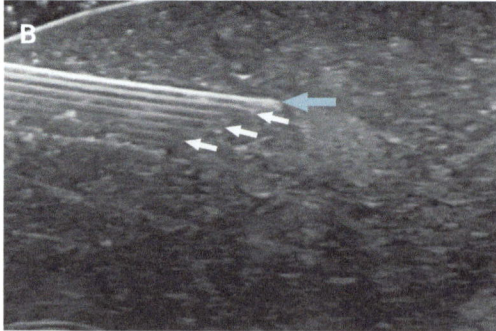

Figura 3-19. Reverberación. **A)** Efecto de reverberación conocido en la ecografía de tórax como líneas A, que son líneas hiperecogénicas equidistantes entre sí con un espacio igual a la distancia entre el transductor y la pleura, que es a partir desde donde se generan. **B)** Punción ecoguiada en donde se observa la aguda metálica (flecha azul) con las reverberaciones equidistantes que se propagan a los planos posteriores (flechas blancas).

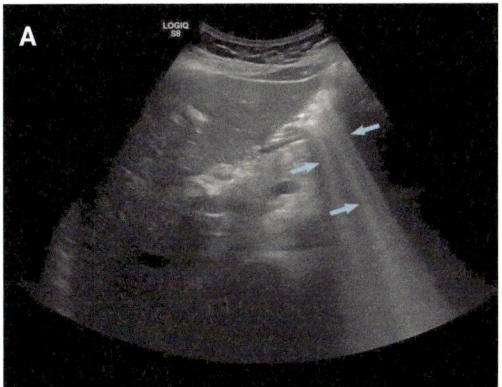

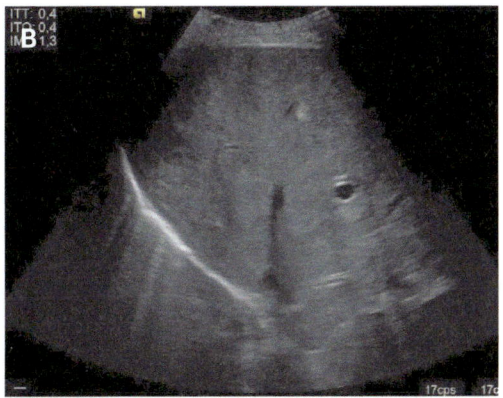

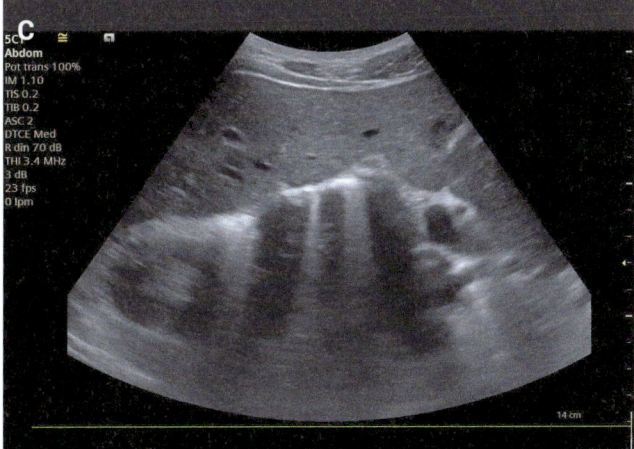

Figura 3-20. Cola de cometa. **A)** Artefactos en cola de cometa en el tubo digestivo (flechas azules). **B)** Colas de cometa en la región supradiafragmática. **C)** Artefactos en cola de cometa producidos por las burbujas de gas en la luz del colon a nivel del ángulo hepático. Es frecuente encontrar este artefacto en las localizaciones de las figuras **(A)**, **(B)** y **(C)**.

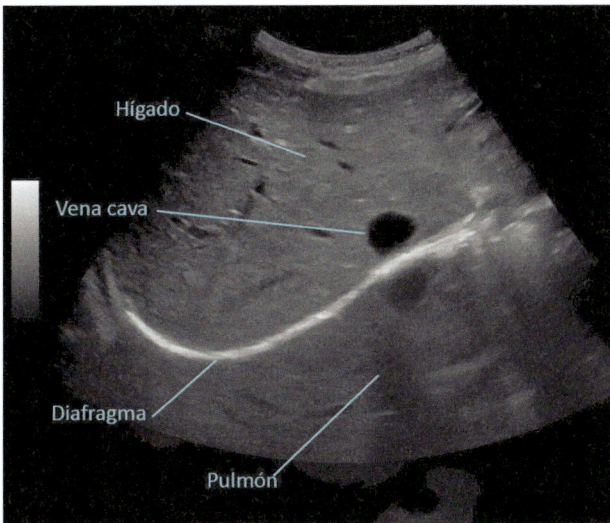

Figura 3-21. Imagen en espejo. Imagen especular del hígado, sus vasos y la vena cava inferior que se reflejan a través del diafragma en el parénquima pulmonar. Este artefacto no sería visible ante la presencia de derrame pleural.

Este fenómeno se produce cuando el pulmón está correctamente aireado, por lo tanto, la presencia de imagen en espejo en este plano ayuda a descartar la existencia de derrame pleural a nivel basal derecho. Lo mismo sucede con el bazo en el lado izquierdo.

Refracción divergente (velocidad de transmisión)

El artefacto de refracción divergente es un artefacto poco común, que se produce cuando los haces de ultrasonido atraviesan una interfase entre dos medios con velocidades de trasmisión significativamente diferentes. Este contraste en las velocidades de transmisión provoca un desvío de los haces de ultrasonido dando como resultado una representación errónea de la localización de la estructura que se está evaluando.

Si bien una primera impresión en relación con este artefacto podría considerarse un aspecto negativo, el conocimiento de las características del artefacto de refracción divergente puede ser útil, por ejemplo, para aportar información respecto a la composición de una lesión hepática, ayudando al diagnóstico diferencial (**Fig. 3-22**).

Volumen parcial

Este artefacto no es exclusivo de la ecografía, ya que también puede ser observado en otras técnicas de imagen como la tomografía y la resonancia magnética. Se produce cuando dos o más estructuras adyacentes se encuentran en el mismo plano de corte del haz de ultrasonidos, lo que puede llevar a interpretaciones erróneas. Este fenómeno puede alterar la percepción de los bordes de una estructura o simular que una estructura está dentro de otra, en lugar de estar adyacente, como ocurre en realidad.

Un ejemplo común de este artefacto en la ecografía abdominal se observa cuando parte del tubo digestivo parece estar dentro de la vesícula biliar, lo que podría simular una colelitiasis. Para minimizar los efectos de este artefacto, es esencial realizar barridos completos y ajustar el ángulo de la sonda, con el objetivo de identificar correctamente las estructuras y evitar errores en la interpretación diagnóstica.

Sombra por efecto tangencial (espesor de pared)

El artefacto de sombra por efecto tangencial ocurre cuando los bordes de una estructura, ya sea debido a su irregularidad o a su curvatura, se alinean paralelamente al haz de ultrasonidos en el eje vertical, generando una delgada columna de sombra posterior a dichos bordes. Un ejemplo frecuente de este artefacto se produce por las paredes de la vesícula biliar. Es crucial reconocer este fenómeno para evitar interpretar erróneamente la proyección de estas sombras como litiasis.

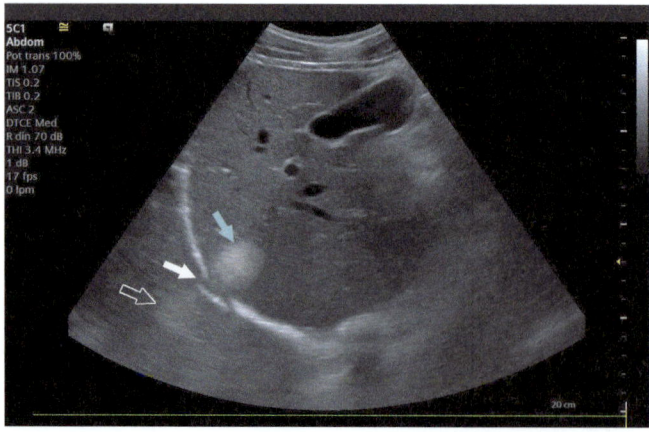

Figura 3-22. Refracción divergente. La imagen muestra cómo la refracción divergente en la ecografía puede crear una ilusión de discontinuidad en estructuras, como se ve con la lesión lipomatosa hepática (flecha azul). Este efecto hace que parezca que hay una separación en el diafragma (flecha blanca) cuando en realidad no la hay. Este artefacto resulta ser un indicador útil para diferenciar tipos de lesiones.

Al ajustar el ángulo de incidencia de nuestra sonda, podremos observar que este artefacto se modifica o desaparece, situación que no ocurriría ante una imagen real de litiasis.

Sombra por refracción

Este artefacto tiene una representación muy similar al de sombra acústica posterior, pero, a diferencia de esta, el fenómeno físico que produce la sombra es la refracción, es decir, el cambio de dirección que experimentan los haces de ultrasonido al atravesar una interfase de dos estructuras con índice de refracción significativamente diferente.

Sin embargo, en la sombra acústica posterior el fenómeno físico responsable es la reflexión.

Falta de apoyo del transductor

Este artefacto, que depende directamente de la técnica del operador, se manifiesta como una zona negra en la imagen ecográfica (**Fig. 3-23**). Ocurre cuando parte del transductor pierde contacto con la piel, típicamente sobre superficies corporales curvas, resultando en la ausencia de señal en la porción de la pantalla correspondiente a la sección separada entre transductor y piel. Es un error fácilmente corregible asegurando contacto completo y uniforme.

Anisotropía

La anisotropía, más que un artefacto ecográfico, es un fenómeno físico intrínseco a la naturaleza de ciertos tejidos, siendo prácticamente exclusivo al ámbito de la ecografía musculoesquelética. Este fenómeno se manifiesta cuando el haz ultrasónico incide en un ángulo no perpendicular a la estructura tisular, generando una variación significativa en la reflectividad y la ecogenicidad. Al variar el ángulo del haz ultrasónico, es posible observar cómo una misma estructura cambia de apariencia, desde muy hiperecogénica, cuando el ángulo de insonación es completamente perpendicular, hasta hipoecoica o anecoica, conforme se varía el ángulo de incidencia.

Este artefacto es particularmente notable en estructuras fibrilares, como tendones y ligamentos (**Fig. 3-24**).

CONCLUSIÓN

Para concluir este capítulo es fundamental reafirmar la importancia de basarse en la semiología ecográfica y emplear la terminología y nomenclatura adecuadas para brindar claridad, calidad, confiabilidad y uniformidad a los informes ecográficos. El conocimiento y la identificación precisa de los artefactos ecográficos son cruciales para

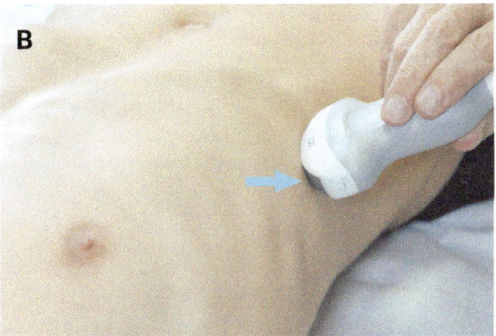

Figura 3-23. Falta de apoyo del transductor. **A)** La parte izquierda de la imagen está oscura debido a la falta de contacto adecuado entre el transductor y la piel del paciente. Asegurar un buen contacto y el uso de gel conductor son esenciales para obtener imágenes ecográficas claras y precisas. **B)** La flecha azul muestra la falta de contacto del transductor con la piel.

el profesional que realiza ecografías. Reconocer y comprender las características de cada artefacto, así como aplicar las técnicas de corrección cuando sea necesario, mejora sustancialmente la exactitud en la interpretación de las exploraciones ecográficas. Esto conduce a diagnósticos más precisos y contribuye a evitar errores.

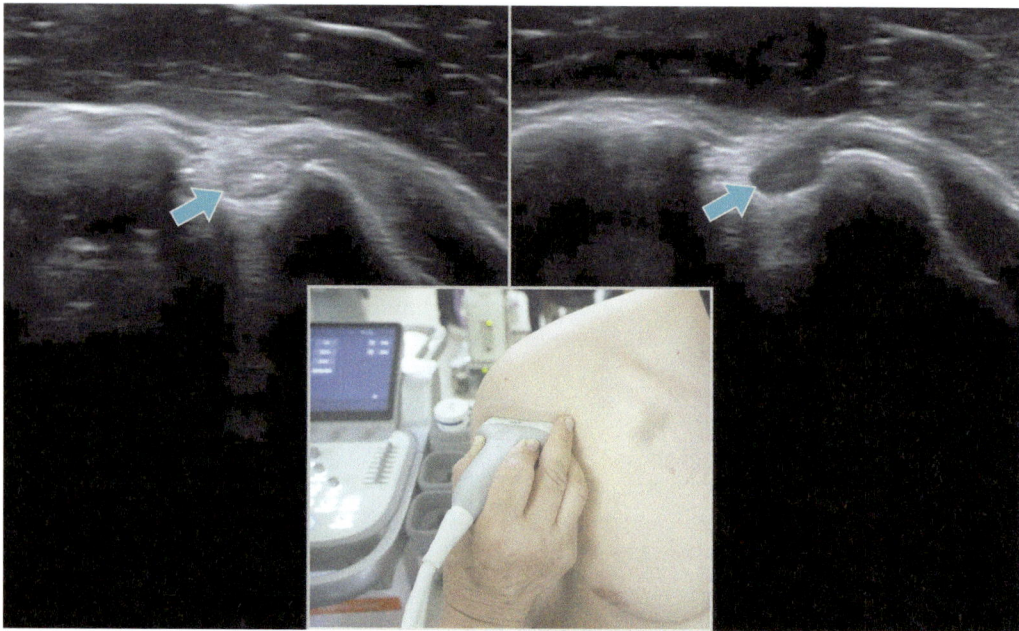

Figura 3-24. Anisotropía. Corte transversal del hombro a nivel del tendón de la porción larga del bíceps en el que se observa hiperecogenicidad en la imagen de la izquierda debido a que el ángulo de incidencia del transductor es de 90°. Al variar dicho ángulo se va perdiendo ecogenicidad hasta verse muy hipoecoico como en la imagen de la derecha.

BIBLIOGRAFÍA

Adler, D. D., & Carlton, R. R. (2014). *Principles and practice of ultrasound.* Elsevier Health Sciences.

Dogra, V. S., & Rubens, D. J. (2014). *Introduction to sonography and patient care.* Elsevier Health Sciences.

Middleton, W. D., Kurtz, A. B., y Hertzberg, B. S. (2007). *Ecografía.* Marbán libros.

Mittelstaedt, C. A. (1995). *Ecografía general.* Marbán Libros.

Rumack, C. M., Wilson, S. R., y Charboneau, J. W. (1999). *Diagnóstico por ecografía.* Marbán Libros.

Rumack, C. M., Wilson, S. R., Charboneau, J. W., & Levine, D. (2017). *Diagnostic ultrasound* (vol. 1). Elsevier Health Sciences.

Zagzebski, J. A. (2013). *Essentials of ultrasound physics.* Elsevier Health Sciences.

Cortes ecográficos, orientación y zonas de exploración

4

R. M. Devesa Muñiz y M. Marchese Ratti

INTRODUCCIÓN

La ecografía, como técnica de imagen que es, debe ser un complemento de la clínica y la anamnesis, a las que debe seguir rigurosamente.

Por ello, tiene una aplicación inmediata en la consulta del médico, obteniendo los máximos resultados si se sigue una metodología y sistemática en su aplicación.

Como norma general se utilizará una sonda cónvex de 3,5 MHz, aunque en la actualidad la mayoría de transductores son multifrecuencia con un rango que puede ir de 1 a 6 MHz, ajustándose en función de las características del paciente. Se efectuarán una serie de cortes ecográficos sistematizados que permitan que al final de la exploración se haya realizado un barrido por todo el abdomen, a pesar de que la indicación de la ecografía hubiera sido por una patología concreta, lo que permitirá múltiples diagnósticos ecográficos de forma accidental. Para ello, se hará un recorrido por todos los cuadrantes abdominales haciendo especial énfasis en aquellas zonas que presenten órganos subsidiarios de exploración ecográfica, como pueden ser hígado, páncreas, riñones, bazo, aorta, etc. (**Fig. 4-1**).

Con el fin de obtener una adecuada imagen, se intentará conseguir una buena ventana acústica que será aquella que permita la entrada de ultrasonidos hacia la zona que pretendemos explorar.

Al ser una técnica de cortes, se debe hacer un barrido por todas las áreas que se estén explorando para no saltar ninguna zona del órgano explorado que pueda tener patología, de forma que se deje sin ver, por ejemplo, una lesión como la simulada en los cortes de las imágenes (**Fig. 4-2**).

Para poder entender el manejo de la sonda, se deben diferenciar dos conceptos: *plano de corte,* que es el corte ecográfico que se está haciendo en cada caso, y *plano de trabajo,* que serán las diferentes imágenes que se obtendrán cuando se desplace o se incline la sonda en el plano de corte (**Fig. 4-3**).

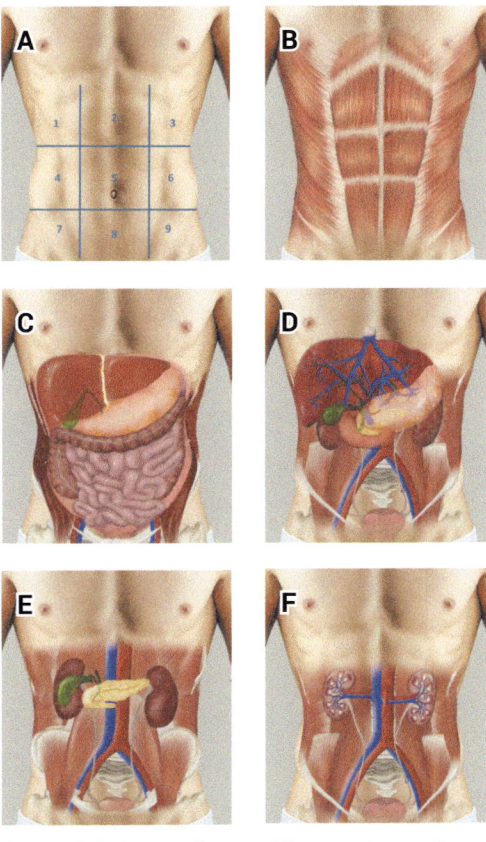

Figura 4-1. Anatomía ecográfica por planos. Representación de los diferentes órganos de la anatomía abdominal por capas de superficial a profundo.

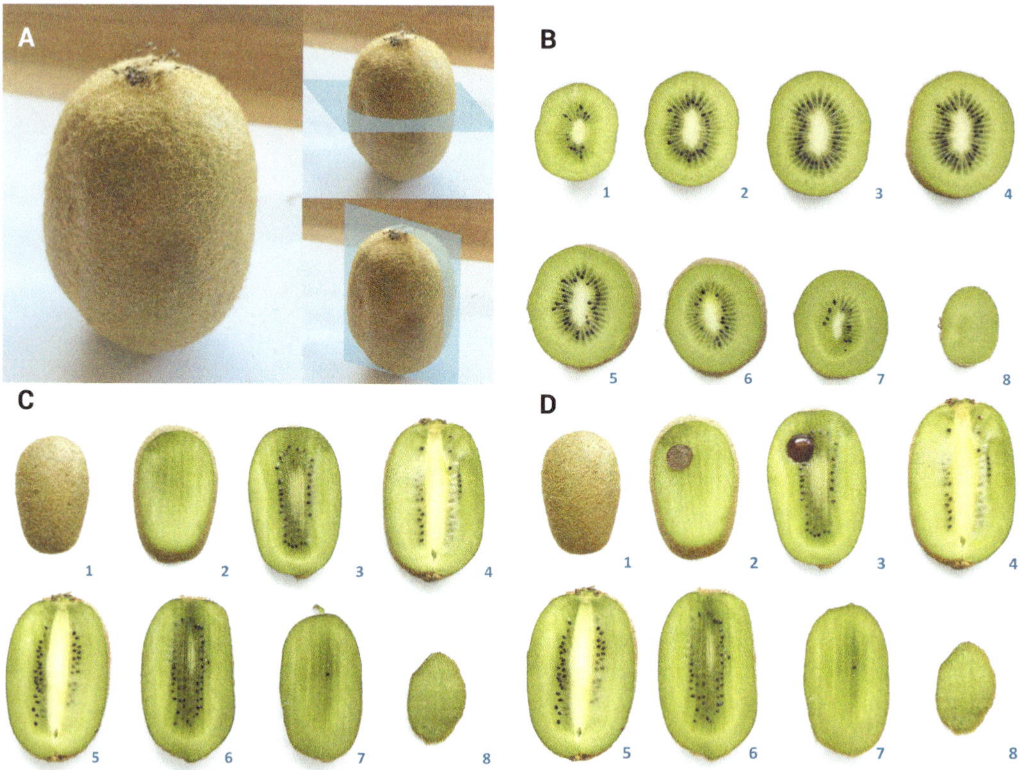

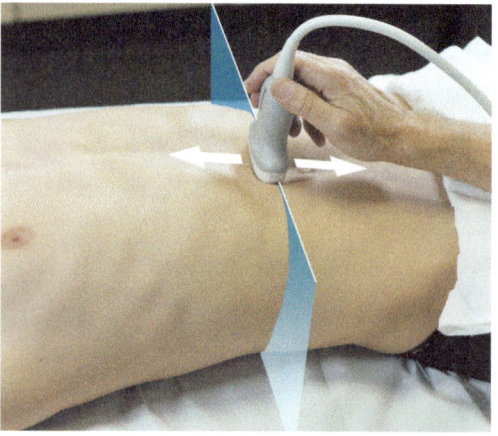

Figura 4-2. Cortes seriados. Analogía esquemática de los cortes seriados representados con un kiwi simulando un riñón. **A)** Corte transversal y cortes longitudinales. **B)** Cortes transversales seriados. **C)** Cortes longitudinales seriados. **D)** La importancia de realizar una exploración completa radica en que la patología representada en estas fotos solo se encuentra presente en los cortes 2 y 3. A pesar de que el corte 4 podría ser el más representativo del órgano por localizarse a nivel central, si no se realiza un barrido completo se podría cometer el error de pasar por alto alteraciones patológicas.

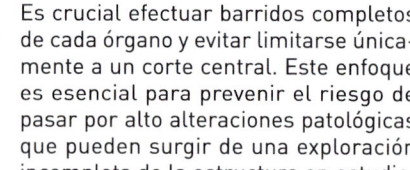

Es crucial efectuar barridos completos de cada órgano y evitar limitarse únicamente a un corte central. Este enfoque es esencial para prevenir el riesgo de pasar por alto alteraciones patológicas que pueden surgir de una exploración incompleta de la estructura en estudio.

ORIENTACIÓN Y LATERALIDAD

Todas las sondas ecográficas tienen un *marcador de orientación,* que puede ser una muesca o una pequeña luz ubicada en uno de los laterales del transductor (**Fig. 4-4**).

El lado del transductor donde se encuentra este marcador corresponde al lado de la pantalla

Figura 4-3. Plano de corte transversal y plano de trabajo en sentido longitudinal.

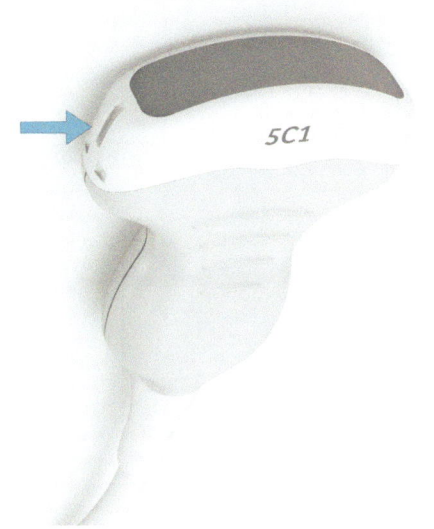

Figura 4-4. Marcador de orientación de la sonda (flecha).

TIPOS DE CORTES ECOGRÁFICOS

En ecografía existen básicamente dos tipos de cortes principales, que son los cortes transversales y los cortes longitudinales. Dentro de los cortes longitudinales, según en el plano en el que se realicen, se pueden obtener cortes sagitales, parasagitales y coronales. Además, también se pueden efectuar, mediante diferentes rotaciones o angulaciones de la sonda, cortes oblicuos que pueden resultar útiles para realizar cortes transversales o longitudinales de diferentes órganos o estructuras que no se encuentran alineadas con estos ejes principales del cuerpo, como pueden ser la vesícula, el páncreas o el bazo.

donde aparece la insignia de la marca del ecógrafo (**Fig. 4-5**). Por convención, en la ecografía abdominal, esta insignia se ajusta para que aparezca en el lado izquierdo de la pantalla. Así, durante una exploración ecográfica, las imágenes generadas por los ecos recibidos en el lado del transductor con el marcador de orientación, se visualizarán en el lado izquierdo de la pantalla, mientras que las imágenes correspondientes al lado opuesto al marcador se mostrarán en el lado derecho de la pantalla (**Fig. 4-6**).

Corte transversal

La sonda se coloca de forma perpendicular al eje longitudinal del cuerpo, con el marcador de orientación hacia la derecha del paciente, permitiendo de esta manera obtener una imagen que muestra, sobre el lado izquierdo de la pantalla, la derecha del paciente y, sobre el derecho de la pantalla, el lado izquierdo del paciente, mientras que en el sentido vertical de la imagen se representan, en la parte superior de la pantalla, los planos más superficiales y, en la parte inferior, los planos más profundos correspondientes al eje anteroposterior (**Fig. 4-7**).

Corte longitudinal (sagital)

Este corte se obtiene colocando la sonda en la cara anterior del abdomen con orientación cráneo-caudal y el marcador de orientación direccionado hacia la cabeza del paciente. De esta forma la imagen obtenida mostrará la región craneal del paciente en la parte izquierda de la pantalla y la región caudal en la parte derecha. El eje vertical de la pantalla se mostrará, al igual que en los cortes transversales, con los planos superficiales en la parte superior de la pantalla y los profundos, en la parte inferior (**Fig. 4-8**).

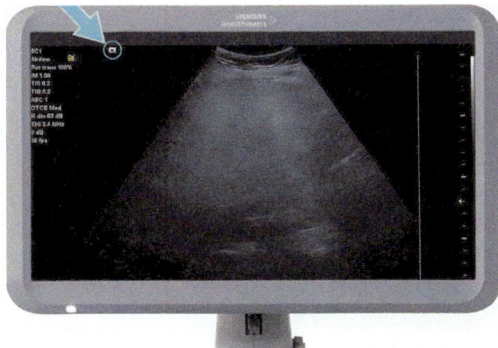

Figura 4-5. Marcador de orientación en pantalla. La insignia de la marca del ecógrafo (flecha) indica el lado de la pantalla que corresponde con el marcador de orientación de la sonda.

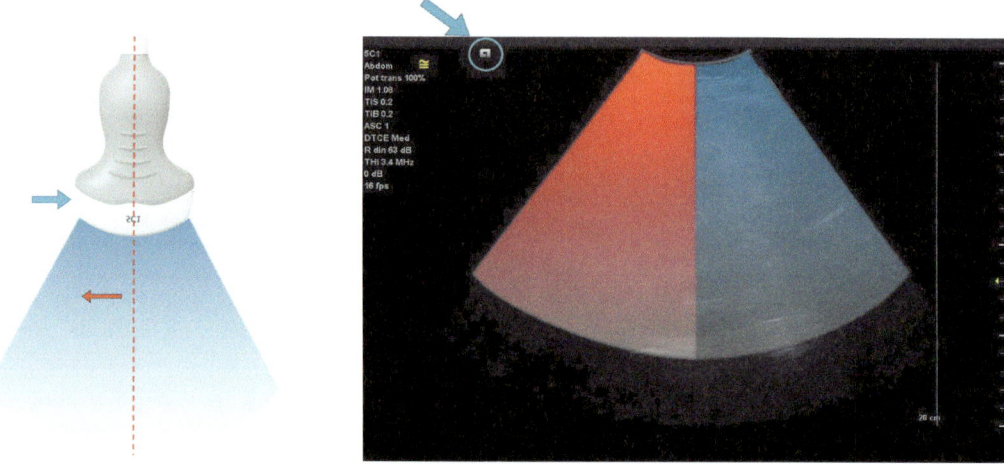

Figura 4-6. Lateralidad. El lado izquierdo de la pantalla muestra las imágenes obtenidas sobre el lado de la sonda donde está el marcador de orientación (flecha azul).

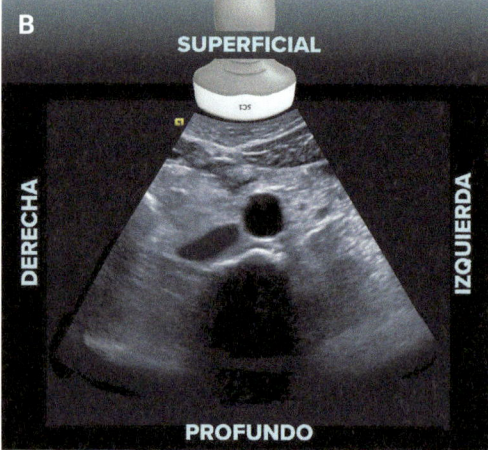

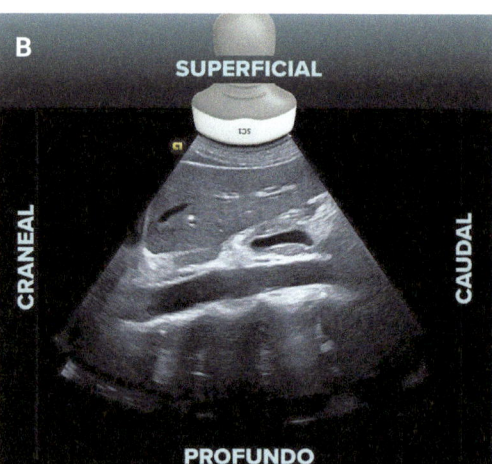

Figura 4-7. Corte transversal. **A)** El marcador de orientación de la sonda se localiza a la derecha del paciente. **B)** La derecha del paciente se representa en el lado izquierdo de la pantalla.

Figura 4-8. Corte longitudinal. **A)** El marcador de orientación de la sonda se orienta hacia la cabeza del paciente. **B)** La parte craneal del paciente se representa en el lado izquierdo de la pantalla y la parte caudal, a la derecha.

Corte coronal

Puede ser considerado, dentro de los cortes longitudinales, una variante del sagital en cuanto a la colocación de la sonda, pues esta también tendrá una disposición cráneo-caudal, pero colocando la sonda en una posición perpendicular al eje anteroposterior del cuerpo. En este corte se representará a la izquierda de la pantalla también la región craneal y a la derecha, la región caudal, mientras que, en el eje vertical, al igual que en los otros cortes, la parte superior de la pantalla mostrará los planos más cercanos a la sonda (superficiales) y en la parte inferior, los planos más alejados de la sonda (profundos) (**Fig. 4-9**).

 En los cortes transversales la derecha del paciente se representa en el lado izquierdo de la pantalla, mientras que el lado izquierdo del paciente se representa en el lado derecho de la pantalla. En los cortes longitudinales, en el lado izquierdo de la pantalla se representa la parte craneal y en el lado derecho, la parte caudal (**Fig. 4-10**).

ZONAS DE EXPLORACIÓN

A efectos didácticos se puede dividir el abdomen en tres zonas de exploración.

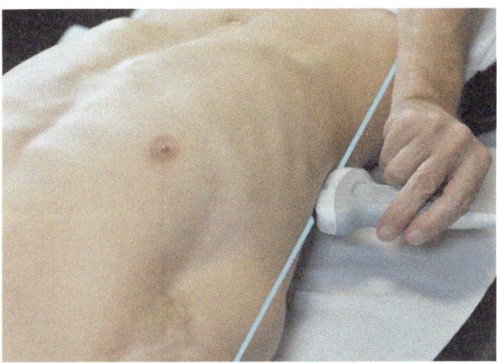

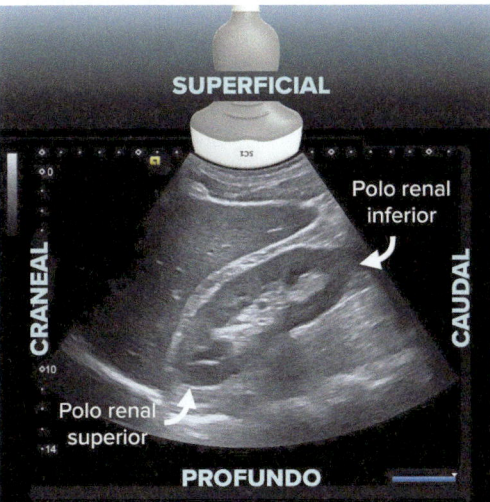

Figura 4-9. Corte coronal en línea axilar media derecha.

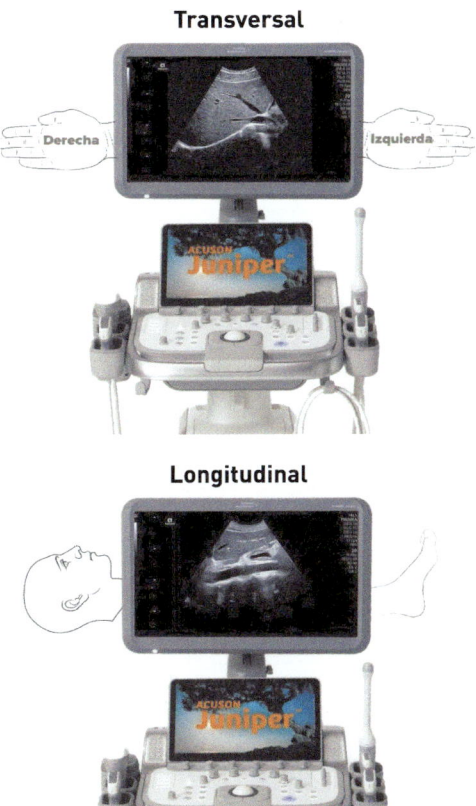

Figura 4-10. Lateralidad de los cortes transversales y longitudinales.

Zona 1: hemiabdomen derecho y región epigástrica

- Hígado con su vascularización.
- Grandes vasos.
- Hilio hepático.
- Páncreas.
- Vesícula.
- Riñón derecho.

Zona 2: hemiabdomen izquierdo

- Bazo.
- Riñón izquierdo.

Zona 3: pelvis

- Aparato genitourinario femenino (vejiga, ovarios y útero).
- Aparato genitourinario masculino (vejiga y próstata).

BIBLIOGRAFÍA

Adler, D. D., & Carlton, R. R. (2014). *Principles and practice of ultrasound.* Elsevier Health Sciences.

Dogra, V. S., & Rubens, D. J. (2014). *Introduction to sonography and patient care.* Elsevier Health Sciences.

Kremkau, F. W. (2015). *Sonography: Principles and instruments.* Elsevier Health Sciences.

McNally, E. G. (2006). *Ultrasonografía Musculoesquelética.* Marbán Libros.

Middleton, W. D., Kurtz, A. B., y Hertzberg, B. S. (2007). *Ecografía.* Marbán Libros.

Rumack, C. M., y Levine, D. (2017). *Ecografía Diagnóstica* (5ª ed.). Elsevier Health Sciences.

Hemiabdomen derecho

5

R. M. Devesa Muñiz, J. J. Rodríguez Sendín y M. Marchese Ratti

CORTES LONGITUDINALES

Aunque la necesidad de realizar una ecografía abdominal en consulta puede surgir de manera imprevisible, es crucial preparar al paciente adecuadamente siguiendo unas pautas sencillas. Se recomienda un ayuno mínimo de seis horas para reducir la interferencia del gas intestinal y garantizar la adecuada distensión de la vesícula biliar. Asimismo, se aconseja que el paciente ingiera un litro de agua en las dos horas previas, evitando orinar para asegurar que la vejiga esté llena. Durante la exploración ecográfica, es esencial que el paciente colabore con inspiraciones profundas y mantenga la apnea por algunos segundos. Esto ayuda a descender el diafragma, permitiendo una mejor visualización de las áreas superiores del abdomen, especialmente las localizadas bajo la arcada costal. Estas simples pautas mejoran notablemente la visualización de los órganos intraabdominales, aumentando así la rentabilidad diagnóstica de la ecografía.

 Una adecuada preparación del paciente mejora significativamente la correcta visualización de los órganos intraabdominales, aumentando así la rentabilidad diagnóstica de la exploración ecográfica.

Se comienza la exploración con la realización de cortes longitudinales, partiendo siempre del mismo punto, que será la zona subxifoidea, en la línea media, donde se coloca la sonda de forma perpendicular (**Fig. 5-1**) haciendo un corte longitudinal (sagital) con el marcador de orientación apuntando hacia la cabeza del

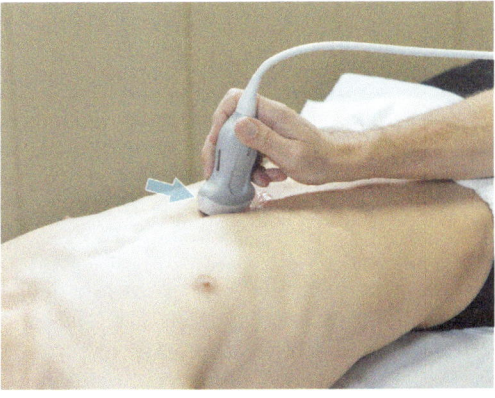

Figura 5-1. Posición inicial de la sonda para la exploración ecográfica abdominal. Se coloca la sonda a nivel subxifoideo en la línea media, perpendicular al cuerpo del paciente, en sentido longitudinal, con el marcador de orientación (flecha) hacia la cabeza del paciente.

paciente. Ya que la sonda utilizada es una sonda cónvex de 2-5 MHz, se obtendrá una imagen que se asemeja a un «filtro de cafetera» y que tendrá cuatro lados perfectamente diferenciados (**Fig. 5-2**):
- Superficial: en contacto con la sonda.
- Profundo: la parte de imagen más alejada de la sonda (parte inferior de la pantalla).
- Superior: lado izquierdo de la pantalla (craneal, ya que se orienta hacia la cabeza).
- Inferior: lado derecho de la pantalla (caudal, ya que hace referencia a la parte orientada hacia los pies).

En este primer corte ecográfico se obtendrá una imagen del lóbulo hepático izquierdo, en donde se aprecian el borde anterior, superior, ángulo inferior y borde posterior, que realmente es posteroinferior (**Fig. 5-3**).

SUPERFICIAL

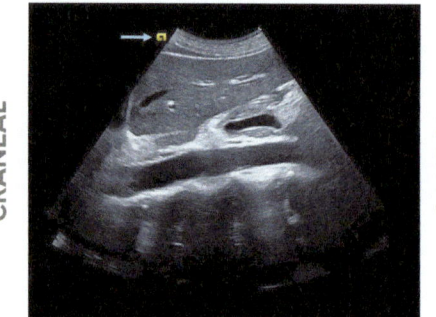

CRANEAL

CAUDAL

PROFUNDO

Figura 5-2. Orientación de la imagen en pantalla en cortes longitudinales. La flecha indica la posición del marcador de orientación en la pantalla.

La ecografía es una técnica de imagen por cortes, lo que significa que, para lograr una visualización exhaustiva de las estructuras en estudio, a menudo es necesario realizar un barrido. Este barrido se puede efectuar desplazando la sonda a lo largo del área de interés o inclinando el transductor (basculando) cuando el espacio anatómico a explorar es reducido y no permite un desplazamiento amplio. De esta manera se asegura una evaluación completa, incluso en zonas con acceso limitado como, por ejemplo, la zona más izquierda del lóbulo hepático izquierdo que se encuentra localizada por debajo de la arcada costal izquierda, en la que será necesario oblicuar (bascular) la sonda de forma que el haz de ultrasonidos se oriente hacia la zona más lateral que corresponde al extremo del lóbulo hepático izquierdo. El movimiento y recorrido de la sonda, así como la secuencia de imágenes obtenidas, se recogen en la **figura 5-4** (**Vídeo 5-1**). Aquí se analizarán su ecogenicidad, que será isoecogénica, su ecoestructura que será homogénea, sus bordes, que serán lisos, y su ángulo inferior, que será agudo y menor de 45° (**Fig. 5-5**). Si estas características se alteran, estaremos ante un hígado patológico (**Fig. 5-6**).

Zona de aorta abdominal

Es el corte en que la sonda se coloca perpendicularmente al cuerpo del paciente en la zona subxifoidea de forma longitudinal, al igual que

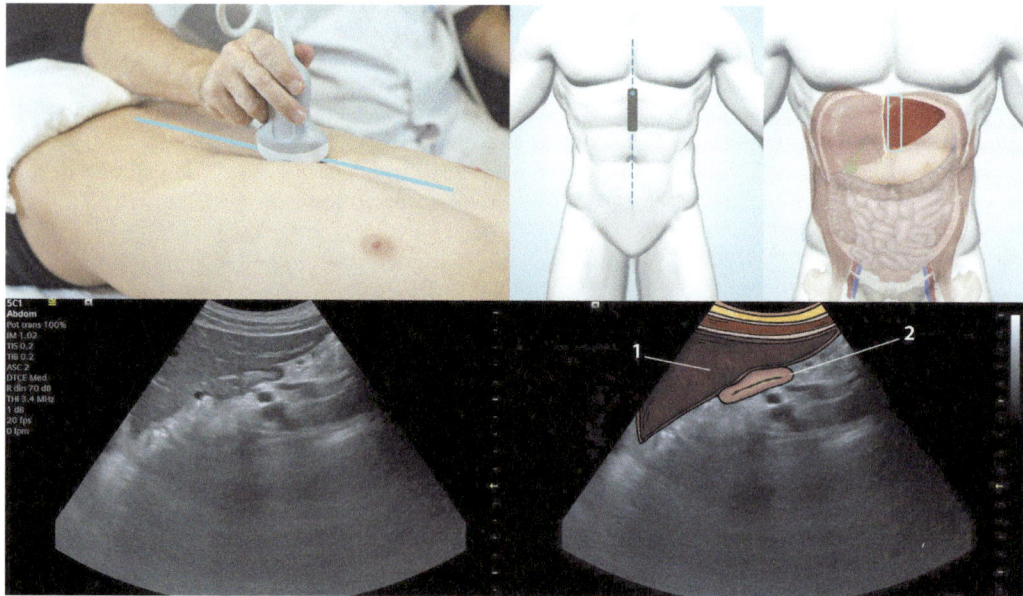

Figura 5-3. Corte longitudinal de lóbulo hepático izquierdo. 1: lóbulo hepático izquierdo; 2: duodeno.

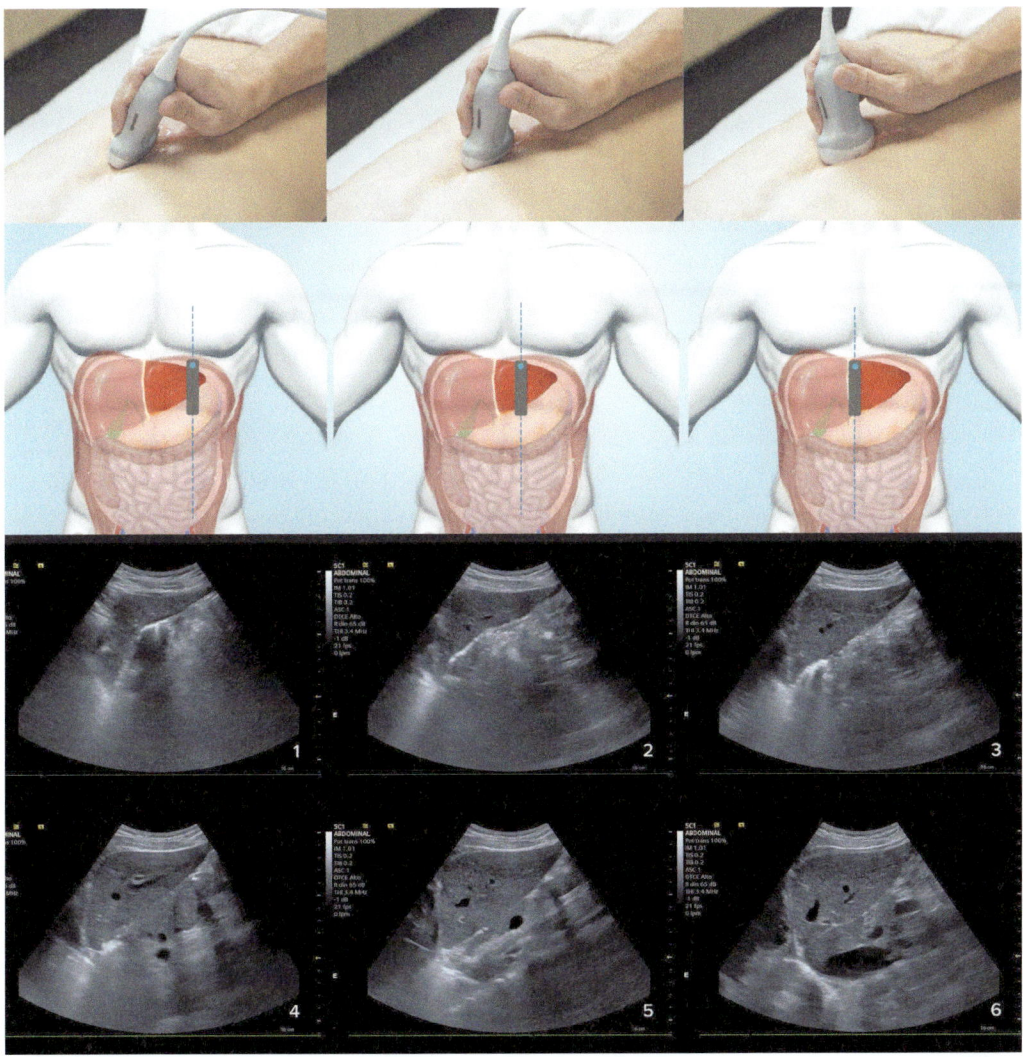

Figura 5-4. Barrido del lóbulo hepático izquierdo (LHI). En esta serie de imágenes se puede observar el movimiento continuo de inclinación (basculación) que realiza la sonda, luego la posición donde se realiza cada corte y en las imágenes ecográficas la secuencia sucesiva de imágenes que se irán obteniendo con este movimiento alcanzando desde el extremo izquierdo del LHI hasta la zona más derecha de LHI.

en el corte del lóbulo hepático izquierdo, pero en este caso mínimamente desplazada hacia la izquierda de la línea media (**Fig. 5-7**).

En este corte se puede ver longitudinalmente la aorta (**Vídeo 5-2**) sobre los cuerpos vertebrales. Desde su cara anterior salen el tronco celíaco (con sus dos ramas que son la arteria esplénica y la arteria hepática), que es la primera rama abdominal, y un poco más inferior a esta, la arteria mesentérica superior, que adquiere una disposición paralela y anterior a la aorta con un calibre considerablemente más pequeño. En la región más anterior se sigue viendo una sección del lóbulo hepático izquierdo y, entre la arteria mesentérica y el tronco celíaco, se encuentra una formación de mayor ecogenicidad que el parénquima hepático que corresponde a un corte de páncreas.

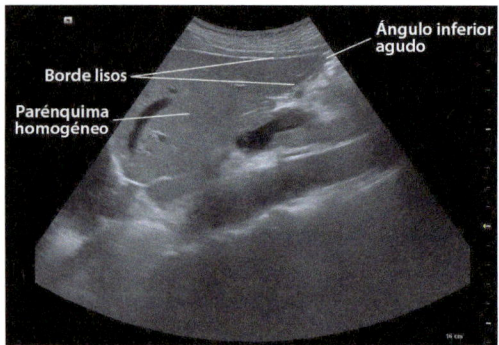

Figura 5-5. Puntos a valorar del lóbulo hepático izquierdo.

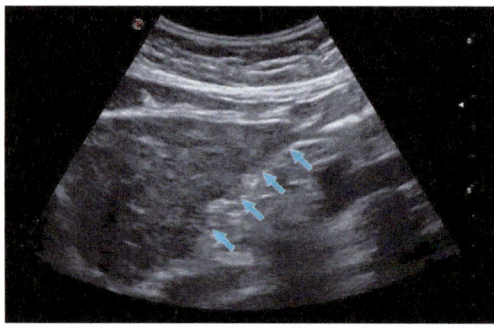

Figura 5-6. Lóbulo hepático izquierdo (LHI) patológico. Se observan los bordes microlobulados (flechas) de un hígado cirrótico.

En la zona denominada pinza aortomesentérica, que se encuentra localizada entre la pared posterior de la arteria mesentérica superior y la pared anterior de la aorta, se puede ver, trasversalmente, una estructura vascular que corresponde a la vena renal izquierda.

Prolongando el corte hasta la zona supraumbilical, se llega a la zona donde la aorta se bifurca en las dos arterias iliacas, que es el área más frecuente de asiento de aneurismas de aorta abdominal y que, por ello, merece ser explorada siempre al hacer los cortes longitudinales.

Zona de vena cava inferior

Al bascular desde el punto de inicio la sonda o incluso desplazarla ligeramente hacia la derecha de la línea media, y muy próxima a la aorta, se encuentra la zona de la vena cava infe-

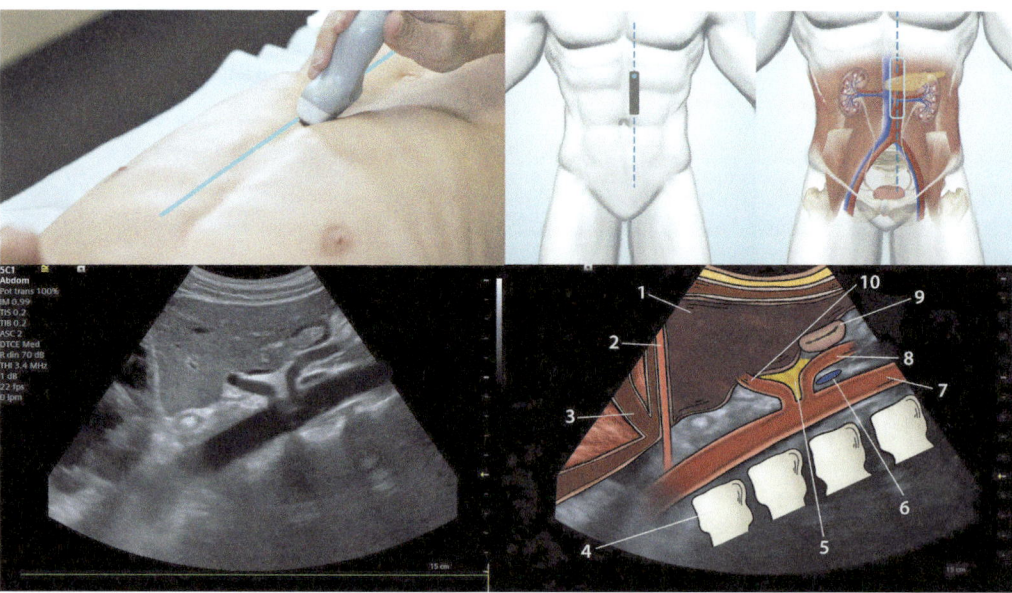

Figura 5-7. Corte longitudinal de la aorta abdominal. 1: lóbulo hepático izquierdo; 2: diafragma; 3: corazón; 4: vértebra; 5: páncreas; 6: vena renal izquierda; 7: arteria aorta; 8: arteria mesentérica superior; 9: duodeno; 10: tronco celíaco.

rior (**Vídeo 5-3**). Esta presenta una morfología en la que se puede observar que cranealmente, próxima a la entrada en la aurícula derecha, adquiere una morfología curva con forma de coma (**Fig. 5-8**). Posterior a la cava se puede ver, en ocasiones, una pequeña imagen anecoica redondeada, rodeada de un halo hiperecogénico que corresponde al paso de la arteria renal derecha.

La vena cava inferior puede ser evaluada mediante maniobras de Valsalva, ya que en condiciones normales su calibre varía con los movimientos respiratorios de inspiración y espiración. Sin embargo, si durante esta maniobra la cava permanece rígida, sin cambios en su calibre y su diámetro supera los 25 mm, esto podría indicar un aumento en la presión venosa central, como signo de sobrecarga sugiriendo, según el contexto clínico, la posibilidad de fallo cardíaco. Esta información permite ajustar el tratamiento de manera precoz, antes de que se manifiesten los síntomas de descompensación. En situaciones de urgencia, una cava dilatada, rígida y no compresible en un paciente hemo-

dinámicamente inestable podría ser sugestivo de *shock* obstructivo, debido a condiciones como taponamiento cardíaco, neumotórax a tensión o tromboembolismo pulmonar masivo.

Por otro lado, una vena cava colapsada o que se colapsa fácilmente con la respiración indica baja presión venosa central, lo que puede ser signo de hipovolemia, deshidratación o vasodilatación periférica, siendo esta valoración especialmente útil para evaluar la necesidad de reposición de líquidos o la respuesta al tratamiento con estos.

En la valoración de la vena cava inferior el uso del modo M puede ser de gran utilidad (**Fig. 5-9**). Es importante recordar que la vena cava también puede alojar trombos tumorales, especialmente procedentes de carcinomas renales y hepatocarcinomas, debido a su tendencia a embolizar por extensión hacia la cava dada su proximidad.

Justo anterior a la vena cava inferior, se observa el área de la cabeza del páncreas y el eje esplenoportal (botón portal), donde la vena esplénica, proveniente del bazo, y la vena mesentérica superior, del abdomen, confluyen para formar la vena porta (v. **Fig. 5-8**).

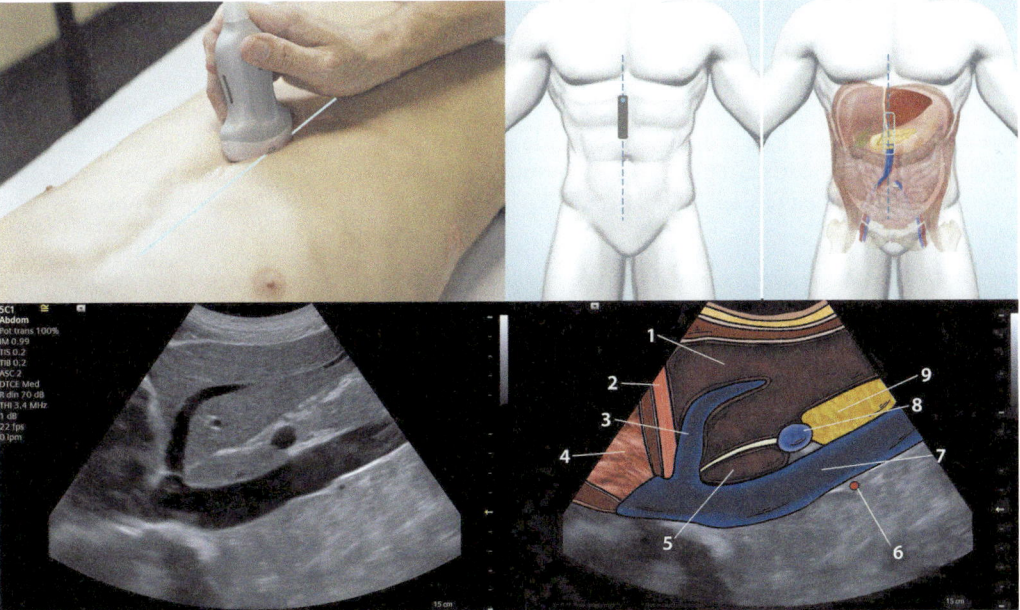

Figura 5-8. Corte longitudinal de la vena cava inferior. 1: lóbulo hepático izquierdo; 2: diafragma; 3: vena suprahepática izquierda; 4: corazón; 5: lóbulo caudado; 6: arteria renal derecha; 7: vena cava inferior; 8: botón portal; 9: cabeza de páncreas.

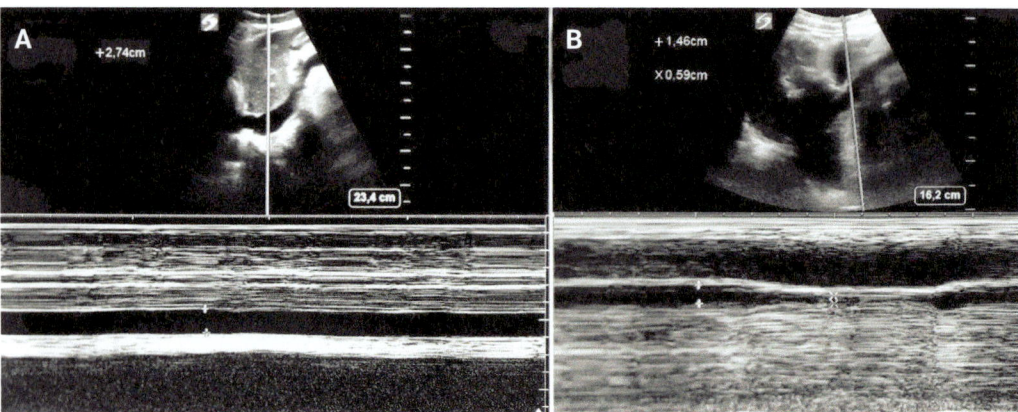

Figura 5-9. Valoración de la vena cava inferior (VCI) en modo M. **A)** Se muestra una situación de aumento de la presión venosa central donde el diámetro de la VCI está aumentado y no presenta variabilidad. **B)** Corresponde a un paciente deshidratado en el cual la VCI colapsa con la inspiración y su diámetro es menor a 15 mm en espiración.

En este corte ecográfico se puede delimitar una zona muy concreta, que es el lóbulo caudado (**Vídeo 5-4**), con la cava como límite posterior y, como límite anterior, la cintilla hiperecogénica del ligamento venoso de Arancio que corresponde a restos de vasos embrionarios obliterados. En condiciones normales, el lóbulo caudado mide menos de 40 mm (en el eje anteroposterior) o menos de un tercio en el conjunto del lóbulo hepático izquierdo, medido en su punto de mayor grosor, que suele localizarse entre la aorta y la cava (**Fig. 5-10**). Esta proporción se pierde en el caso de hepatopatía alcohólica debido a un aumento del volumen de dicho lóbulo caudado.

Zona de rama izquierda de porta

Si desde la posición anterior a nivel de la cava se desplaza o inclina la sonda para que el haz de sonido se oriente más hacia la derecha del paciente (**Fig. 5-11**), se llega a la zona de la rama izquierda de la porta. En esta localización, desde el hilio hepático, la vena porta se dispone con una cierta curvatura hacia el lóbulo hepático izquierdo. A menudo, desde su borde se prolonga un tracto fibroso hiperecoico, no siempre visible en su totalidad, que se dirige en dirección anterocaudal. Este tracto fibroso corresponde al ligamento redondo (**Vídeo 5-5**), que son res-

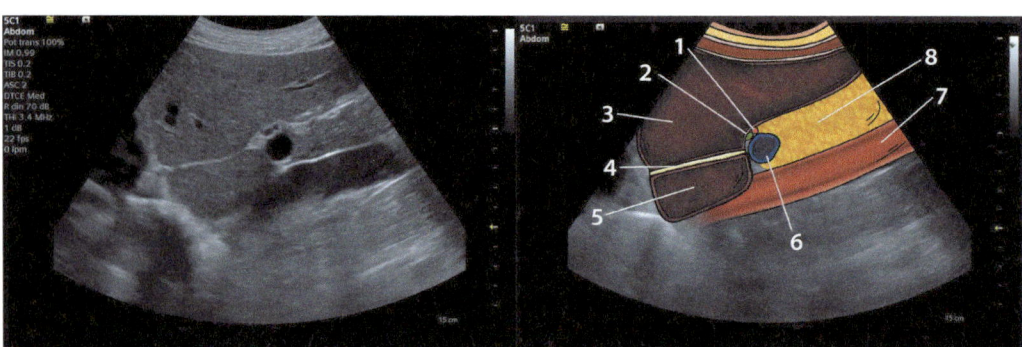

Figura 5-10. Corte en la zona del lóbulo caudado. 1: arteria hepática; 2: conducto colédoco; 3: lóbulo hepático izquierdo; 4: ligamento venoso de Arancio; 5: lóbulo caudado; 6: vena porta; 7: arteria aorta; 8: cabeza del páncreas.

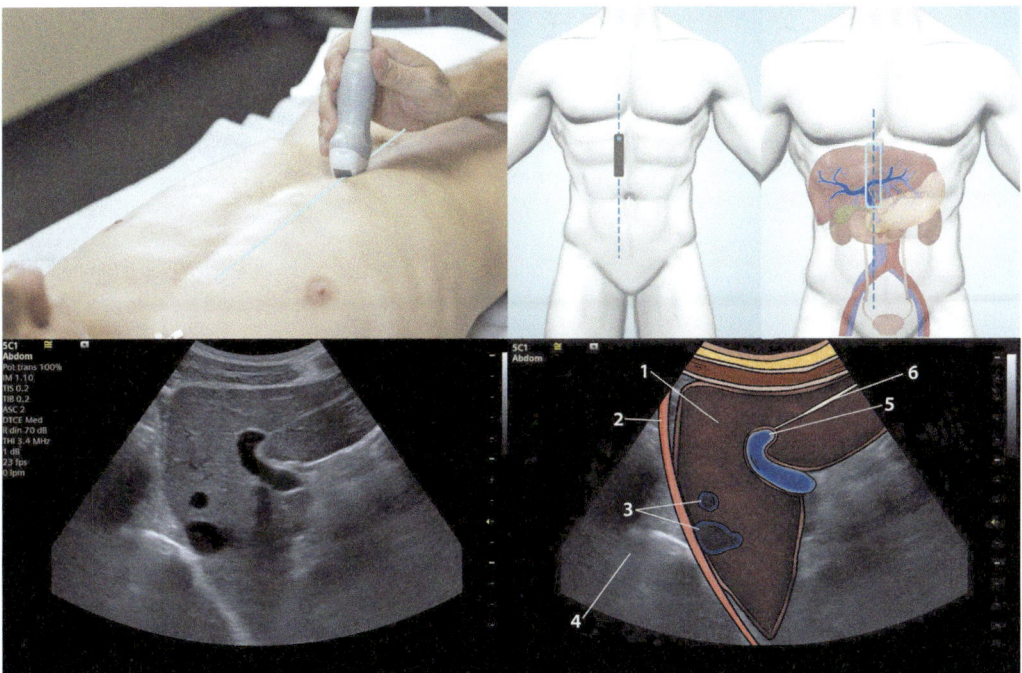

Figura 5-11. Corte en la zona de la rama de la vena porta izquierda. 1: lóbulo hepático izquierdo; 2: diafragma; 3: vasos suprahepáticos; 4: pulmón derecho; 5: vena porta izquierda; 6: ligamento redondo.

tos de los vasos umbilicales obliterados tras el nacimiento. Este ligamento redondo, cuando existe un aumento de presión portal como es posible que suceda en casos de cirrosis, puede recanalizarse pasando a ser una prolongación de la rama izquierda de porta hasta su finalización en ombligo en forma de varices umbilicales.

Zona de la vesícula - zona medioclavicular derecha

Si desde la posición anterior, en donde se localiza la rama izquierda de porta, justo por debajo de la arcada costal, se realiza una pequeña rotación de la sonda, apuntando con el marcador de orientación hacia la línea media clavicular derecha (**Fig. 5-12**), se encuentra la zona de la vesícula (**Fig. 5-13** y **Vídeo 5-6**). La vesícula biliar, por las características líquidas de su contenido, tendrá un aspecto anecoico y con un cierto grado de refuerzo acústico posterior, tal como corresponde a una colección líquida. En la

vesícula habrá que valorar que esta no contenga ningún elemento ecogénico en su interior como litiasis (**Fig. 5-14**), pólipos, barro, etc. De igual manera, se valorarán sus paredes, que no deben tener un espesor mayor a los 4 mm en condiciones normales (el espesor parietal de la vesícula siempre debe ser medido en su pared anterior), considerando patológico un engrosamiento superior a esta medida que, en caso de presentar dolor agudo de hipocondrio derecho, podrá corresponder a un cuadro de colecistitis aguda, mientras que dicho hallazgo patológico fuera de un contexto de dolor puede relacionarse con múltiples situaciones como colecistitis crónica, insuficiencia cardiaca, enfermedades renales, hepatitis aguda, cirrosis hepática o infecciones sistémicas (por ejemplo, VIH), etc. También se valorará la zona perivesicular descartando colecciones líquidas que se presenten como zonas anecoicas que rodeen a la vesícula y que, en caso de cólico biliar, podrían estar relacionadas con edema perivesicular, sinónimo de un proceso inflamatorio agudo.

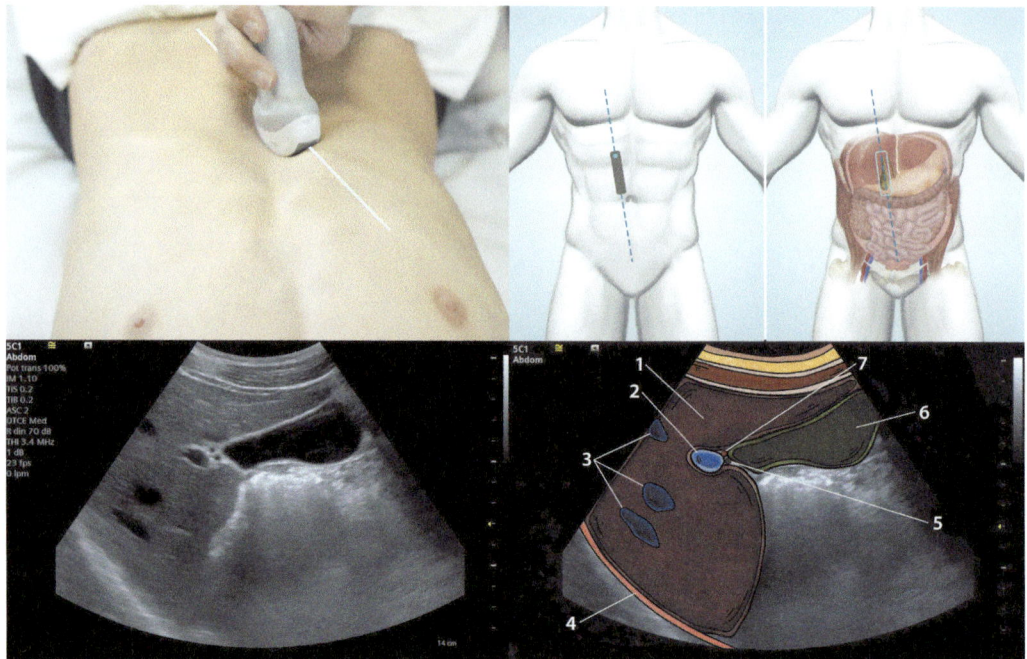

Figura 5-12. Corte longitudinal en la zona de la vesícula biliar. 1: hígado; 2: vena porta; 3: vasos suprahepáticos; 4: diafragma; 5: conducto cístico; 6: vesícula biliar; 7: arteria hepática.

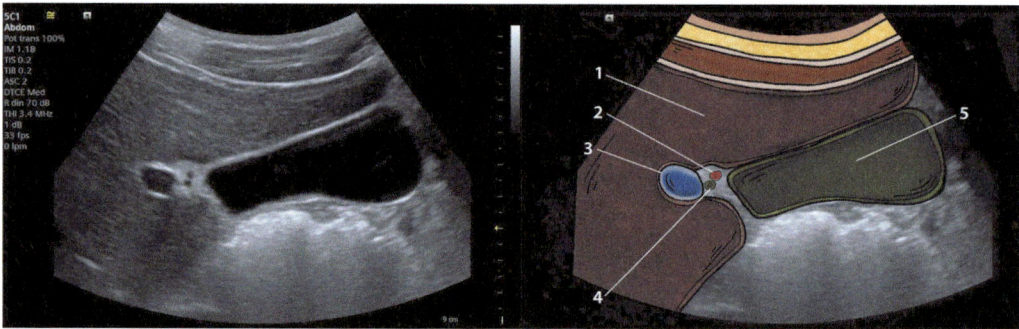

Figura 5-13. Vesícula biliar. 1: hígado; 2: rama de arteria hepática; 3: vena porta; 4: conducto cístico; 5: vesícula.

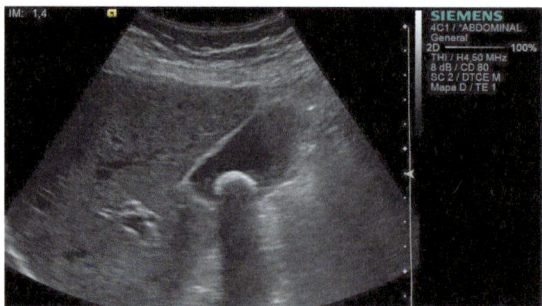

Figura 5-14. Colelitiasis. Dentro de la vesícula biliar se observa una imagen lineal convexa hiperecogénica que corresponde a la superficie de una litiasis y, posterior a la misma, la presencia de sombra acústica.

Zona renal derecha

Corresponde a la línea axilar anterior derecha (**Fig. 5-15** y **Vídeo 5-7**). Al llegar con la sonda a la zona de la línea axilar anterior derecha, se intentará una colocación lo más lateral posible para evitar la zona de gas del colon y obtener de esta forma una buena ventana acústica. En la **figura 5-15** se pueden ver las siguientes estructuras:

1. Diafragma.
2. Músculo psoas.
3. Espacio de Morison.
4. Riñón derecho.
5. Lóbulo hepático derecho.

El diafragma permite separar una zona infradiafragmática, que corresponde a la zona del lóbulo hepático derecho, de una supradiafragmática, que es la zona pulmonar. Esta, como se explicó en la física de los ultrasonidos, se expresa en esta parte como imagen en espejo en la que parecen verse estructuras de situación infradiafragmática por dicho efecto. Sin embargo, si esa zona se encuentra ocupada por líquido se pierde esa imagen en espejo, y resulta de suma utilidad para el diagnóstico de derrames pleurales, fáciles de diagnosticar incluso si son de pequeña cuantía, lo que permitirá su seguimiento siempre relacionado con la clínica.

El receso hepatorrenal, conocido como espacio de Morison, corresponde a un repliegue del peritoneo que se dispone entre lóbulo hepático y riñón derechos, y que es un espacio virtual, pero de especial importancia como zona de asiento de líquido libre intraperitoneal a causa de colecciones en casos de ascitis o hemorragia de origen traumático que, en posición de decúbito, por efecto de la gravedad se depositan a este nivel (**Fig. 5-16**).

En los riñones se puede diferenciar una parte periférica que se corresponde con el parénquima renal (isoecogénica respecto al parénquima hepático) y una zona central, hiperecogénica, que se corresponde con el sistema pielocalicial. La primera es donde se produce el filtrado glomerular, mientras que la segunda pertenece al sistema colector (cálices y pelvis renal).

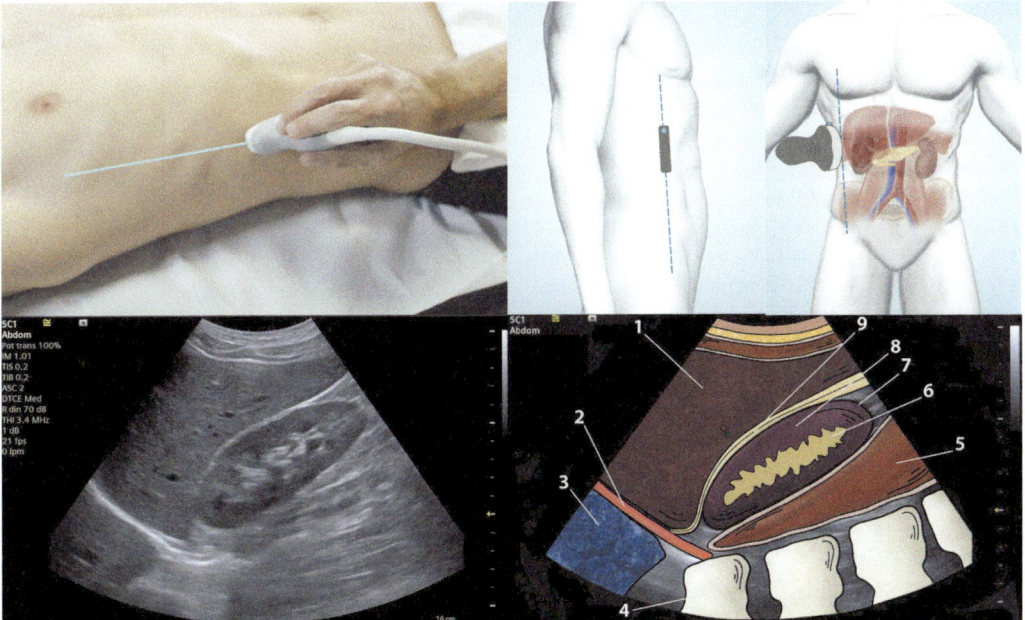

Figura 5-15. Corte longitudinal en la zona de riñón derecho. 1: hígado; 2: diafragma; 3: pulmón; 4: vértebra; 5: músculo psoas; 6: médula renal; 7: riñón derecho; 8: corteza renal; 9: espacio de Morison.

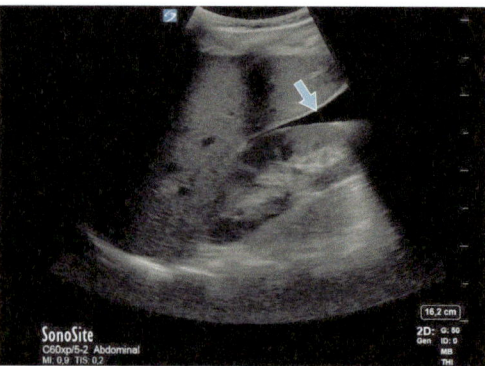

Figura 5-16. Líquido libre en el espacio de Morison. Toda imagen anecoica en el espacio de Morison (flecha) debe considerarse patológica e interpretarse en el contexto clínico ya que puede corresponder a sangre, ascitis o pus.

En el parénquima renal, es importante diferenciar las áreas hipoecoicas que representan las pirámides renales. Estas áreas pueden confundirse, sobre todo en principiantes, con quistes renales o hidronefrosis, especialmente en pacientes pediátricos y adolescentes donde las pirámides son más grandes y marcadamente hipoecogénicas (**Fig. 5-17**). Asimismo, se observan áreas isoecoicas respecto al resto del parénquima que corresponden a las columnas de Bertin. Estas columnas se encuentran proyectadas desde la corteza e intercaladas entre las pirámides, pueden aumentar de tamaño (hipertrofia) y generar incertidumbre diagnóstica por presentar una apariencia pseudotumoral («tumor del principiante»). Sin embargo, las columnas hipertróficas de Bertin son simplemente una variante morfológica normal, siempre presentando características ecográficas similares al tejido del parénquima circundante.

Resumen secuencial de cortes longitudinales

- Secuencia completa de cortes longitudinales (**Vídeo 5-8**).
- Zona de lóbulo hepático izquierdo (v. **Vídeo 5-1**).
- Zona de aorta (v. **Vídeo 5-2**).
- Zona de cava (v. **Vídeo 5-3**).
- Zona de lóbulo caudado (v. **Vídeo 5-4**).

- Zona de rama izquierda de porta y ligamento redondo (v. **Vídeo 5-5**).
- Zona de la vesícula (v. **Vídeo 5-6**).
- Zona de riñón derecho (v. **Vídeo 5-7**).

CORTES TRANSVERSALES

Al igual que en los cortes longitudinales, se comenzará colocando la sonda en la zona subxifoidea, pero en posición transversal con el marcador de orientación apuntando hacia la derecha del paciente, de forma que la parte izquierda de la pantalla corresponda al lado derecho del paciente (**Fig. 5-18**).

Desde este punto subxifoideo, se inclinará mucho la sonda para que el haz de ultrasonidos alcance la zona más craneal posible y, en inspiración profunda, aplicando un cierto grado de presión sobre el abdomen, se conseguirá ver una imagen de cuatro cámaras del corazón (**Fig. 5-19** y **Vídeo 5-9**).

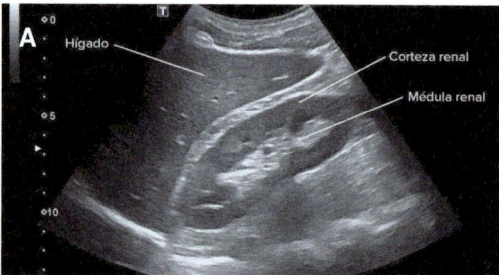

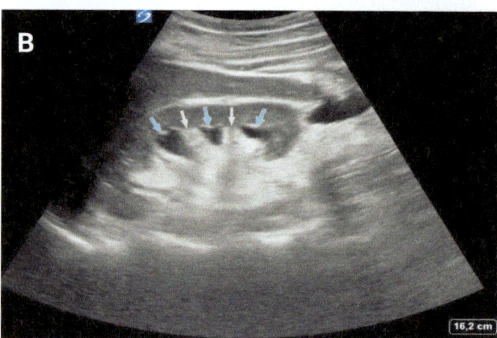

Figura 5-17. Estructura ecográfica del riñón. **A)** Estructura normal del riñón. **B)** Riñón de una niña donde las pirámides renales (flechas azules) son más evidentes que en el adulto y se encuentran intercaladas con las columnas de Bertin (flechas blancas).

SUPERFICIAL

DERECHA

IZQUIERDA

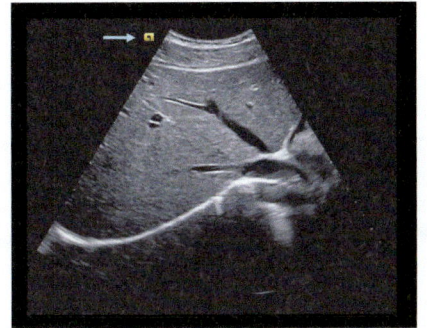

PROFUNDO

Figura 5-18. Orientación de la imagen en pantalla en cortes transversales. Nótese que el eje vertical no varía con la orientación del corte ecográfico (longitudinal o transversal) manteniéndose el plano superficial en la parte superior de la pantalla y el profundo en la parte inferior. La flecha indica la posición del marcador de orientación en la pantalla.

Aunque el enfoque es la ecografía abdominal, este primer corte puede revelar datos importantes sobre el ritmo de contracción cardiaca, el tamaño de las cavidades y el pericardio. Una alteración en el ritmo podría indicar fibrilación auricular, particularmente si se observa un aumento en el tamaño de las aurículas. Adicionalmente, a nivel del pericardio, en presencia de un derrame pleural, se visualizará el corazón rodeado por una zona anecoica. Un derrame de consideración delimitará claramente las cuatro cavidades cardiacas (**Fig. 5-20**). Es crucial evaluar con precisión la región posterior del corazón ante la sospecha de derrame pericárdico, dado que la grasa pericárdica puede ser muy hipoecogénica y llevar a interpretaciones erróneas. En casos de sospecha de derrame pericárdico, es esencial confirmar la presencia de líquido en la cara posterior del corazón, que es el punto de mayor declive cuando el paciente se encuentra en decúbito supino.

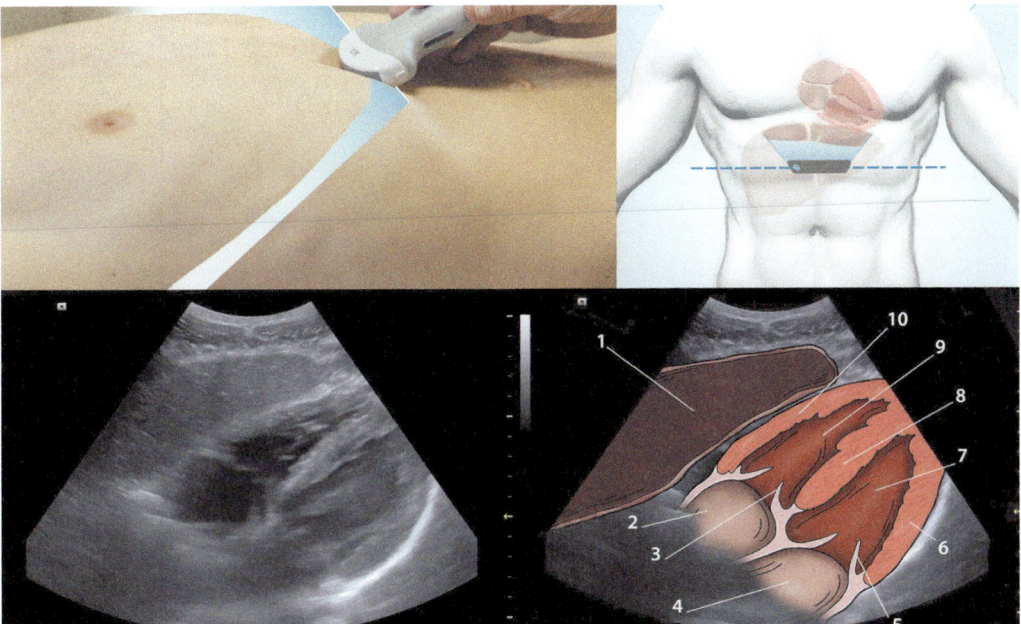

Figura 5-19. Plano subxifoideo de 4 cámaras del corazón. Este corte requiere angular mucho la sonda en sentido craneal, orientando el haz de ultrasonidos en dirección a las escápulas del paciente. 1: hígado; 2: aurícula derecha; 3: válvula tricúspide; 4: aurícula izquierda; 5: válvula mitral; 6: pared posterior del ventrículo izquierdo; 7: ventrículo izquierdo; 8: tabique interseptal; 9: ventrículo derecho; 10: pared del ventrículo derecho.

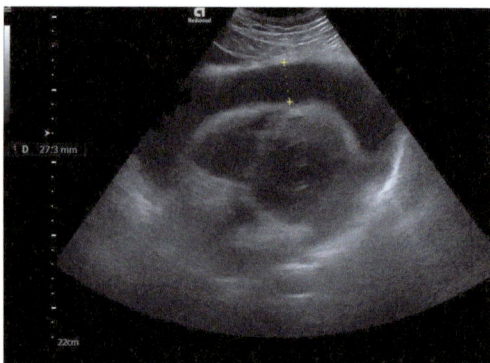

Figura 5-20. Derrame pericárdico. Se observa una banda anecoica (que corresponde a líquido) rodeando el corazón. El volumen del derrame puede ser fácilmente cuantificable.

En esa zona subxifoidea, si se pone la sonda un poco más perpendicular para que el haz de ultrasonidos se desplace hacia planos más caudales, se perderá la visión del plano del corazón y se llegará a un plano más inferior donde se verán tres imágenes lineales y anecoicas que confluyen hacia la vena cava inferior. Estas se corresponden con las venas suprahepáticas (**Vídeo 5-10**). En ocasiones pueden verse cuatro venas suprahepáticas (**Fig. 5-21**). A esta imagen se la conoce como «asta de ciervo».

Las venas suprahepáticas, característicamente, no presentan refuerzo en sus paredes, salvo en la derecha, en la que, al incidir más perpendicularmente los sonidos, sí pueden tener cierto refuerzo. Esta falta de refuerzo permite diferenciarlas de las ramas de la vena porta, que sí presentan un marcado refuerzo ecogénico de sus paredes, como se verá en el siguiente corte, que se obtiene al poner la sonda más vertical y sin moverla de la zona subxifoidea en la que se ve la rama izquierda de la porta que se subdivide en ramas menores. Además de las ramas de porta izquierda, se puede ver delimitado el lóbulo caudado en este corte transversal y delimitado de nuevo por la vena cava inferior y la cintilla del ligamento venoso de Arancio (**Fig. 5-22**).

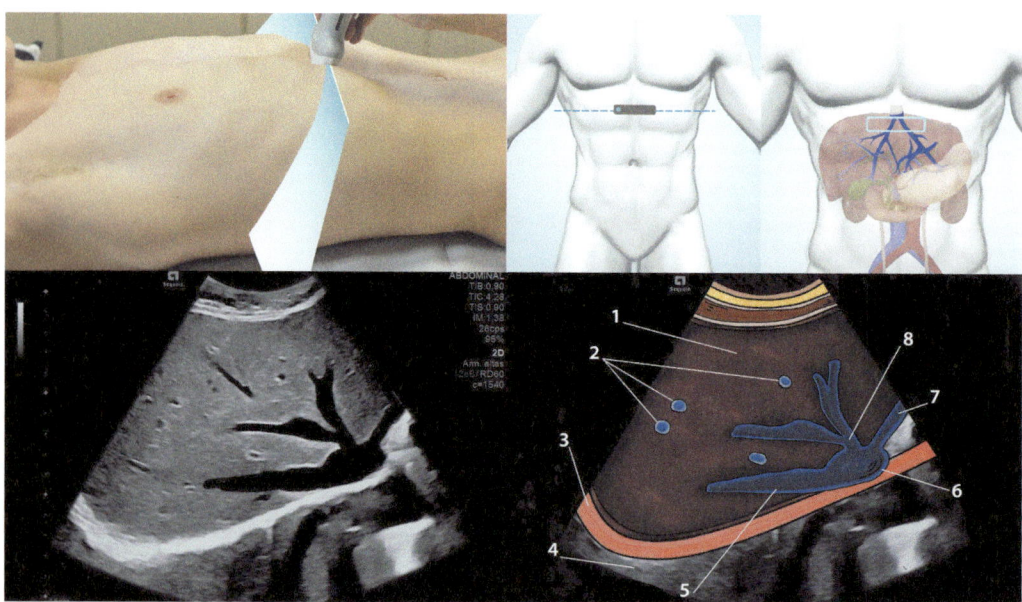

Figura 5-21. Corte transversal en el plano de las venas suprahepáticas. Habitualmente se observan tres venas suprahepáticas, pero en ocasiones la confluencia de las ramas de la vena suprahepática media está muy próxima a la vena cava, pudiéndose observar 4 venas suprahepáticas. 1: hígado; 2: vasos portales; 3: diafragma; 4: pulmón; 5: vena suprahepática derecha; 6: vena cava inferior; 7: vena suprahepática izquierda; 8: vena suprahepática media.

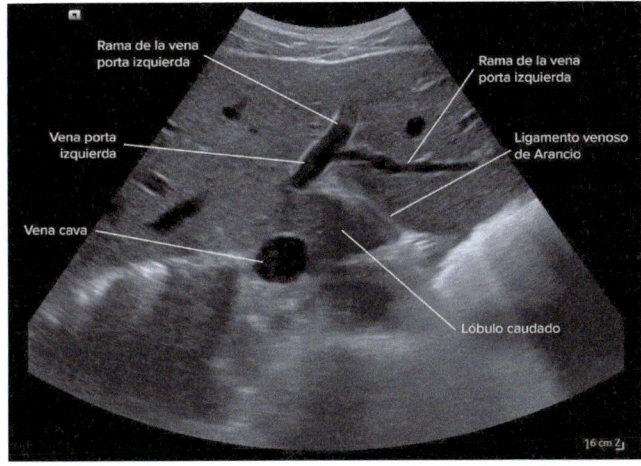

Figura 5-22. Subdivisión de ramas de la porta izquierda.

En todos estos planos que se han recorrido siempre se intentará valorar el parénquima hepático, que tendrá una ecogenicidad homogénea con su granulado característico, que se verá «salpicado» por imágenes de ramas de venas suprahepáticas y de vasos portales, diferenciándose unas de otras en el refuerzo característico de las ramas portales.

Continuando con los cortes transversales y desde el corte anterior, si se pone la sonda totalmente perpendicular (siempre pidiendo al paciente que haga una inspiración profunda), se llegará al siguiente corte, que corresponderá a la salida del tronco celíaco (**Vídeo 5-11**) desde la cara anterior de la aorta (**Fig. 5-23**). Después de un muy corto recorrido común se divide en arteria hepática, que se dirige hacia el hilio hepático (izquierda de la pantalla) y arteria esplénica, que buscará el bazo hacia la izquierda (derecha de la pantalla, esta estructura se conoce como imagen en «alas de gaviota»). También se verán en este corte los dos grandes vasos abdominales, aorta y cava, cortados en sección, pudiéndose ver a menudo parte de la vena porta entrando en el hilio (**Fig. 5-24**).

Próximo a este corte e inclinando un poco más la sonda o bien deslizándola en sentido caudal, se llega al siguiente corte transversal, que corresponderá al nivel de salida de la arteria mesentérica superior. Esta se caracteriza por tener un refuerzo ecogénico a su alrededor que corresponde a tejido graso y conectivo, lo que

le da un aspecto característico de diana y sirve para delimitar la zona pancreática, ya que anterior a esta arteria mesentérica se encuentra la vena esplénica, que acaba en el botón portal (es importante recordar que el botón portal está formado por la confluencia de la vena esplénica con la vena mesentérica superior que se había visto en los cortes longitudinales en las **figuras 5-8** y **5-9**).

Anterior a la vena esplénica y al botón portal se encuentra el páncreas en toda su longitud (**Fig. 5-25** y **Vídeo 5-12**), en el que se pueden delimitar cabeza, cuerpo y cola. El páncreas es un órgano que se dispone transversalmente con una cierta angulación en la cual la cola se localiza más posterior y algo más craneal que su cabeza. Su ecogenicidad es variable, siendo habitualmente similar al hígado o discretamente más ecogénico. Pero en los pacientes, con el paso de las décadas, el páncreas se vuelve más ecogénico a causa de la infiltración grasa que sufre de forma frecuente. Aunque el páncreas forma un *continuum,* se puede considerar que la zona de cabeza de páncreas es la que se localiza anterior a la vena cava en estos cortes transversales. El límite entre cabeza y cuerpo de páncreas viene determinado por el borde derecho del cuerpo vertebral correspondiente, siendo el límite entre cuerpo y cola la línea que pasa a nivel del borde izquierdo de dicho cuerpo vertebral.

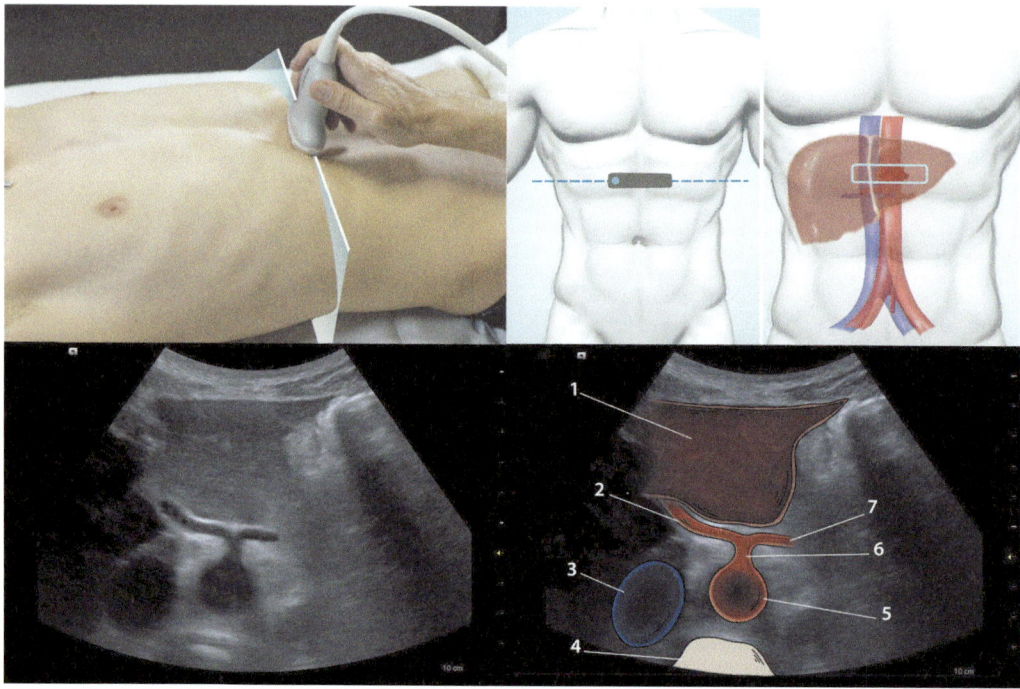

Figura 5-23. Corte transversal en el plano del tronco celíaco. 1: hígado; 2: arteria hepática; 3: vena cava inferior; 4: vértebra; 5: arteria aorta; 6: tronco celíaco; 7: arteria esplénica.

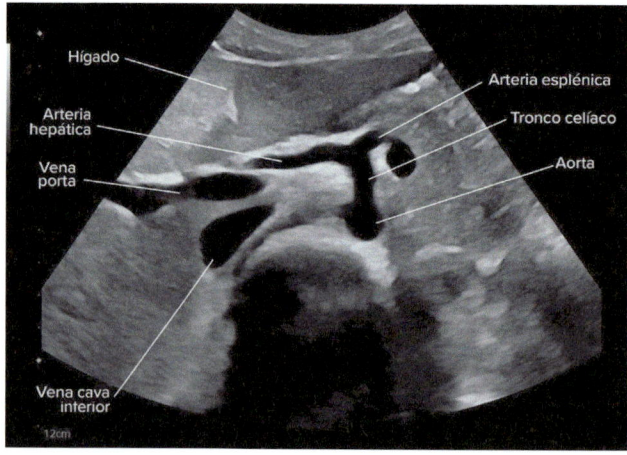

Figura 5-24. Tronco celíaco.

Partiendo de este corte y enfocándose en el botón portal, mediante una ligera rotación de la sonda en sentido horario, orientando el marcador de orientación hacia la axila derecha del paciente se logra visualizar longitudinalmente la vena porta a medida que se interna en el hígado, ofreciendo una vista completa del hilio hepático, que incluye a la vena porta, el conducto colédoco y la arteria hepática (**Fig. 5-26**), (**Vídeo 5-13**). En condiciones normales, el conducto colédoco, que discurre de manera recta y paralela a la vena porta, puede no ser visible o aparecer como una fina línea anecoica, siendo normal un diámetro de hasta 5 mm.

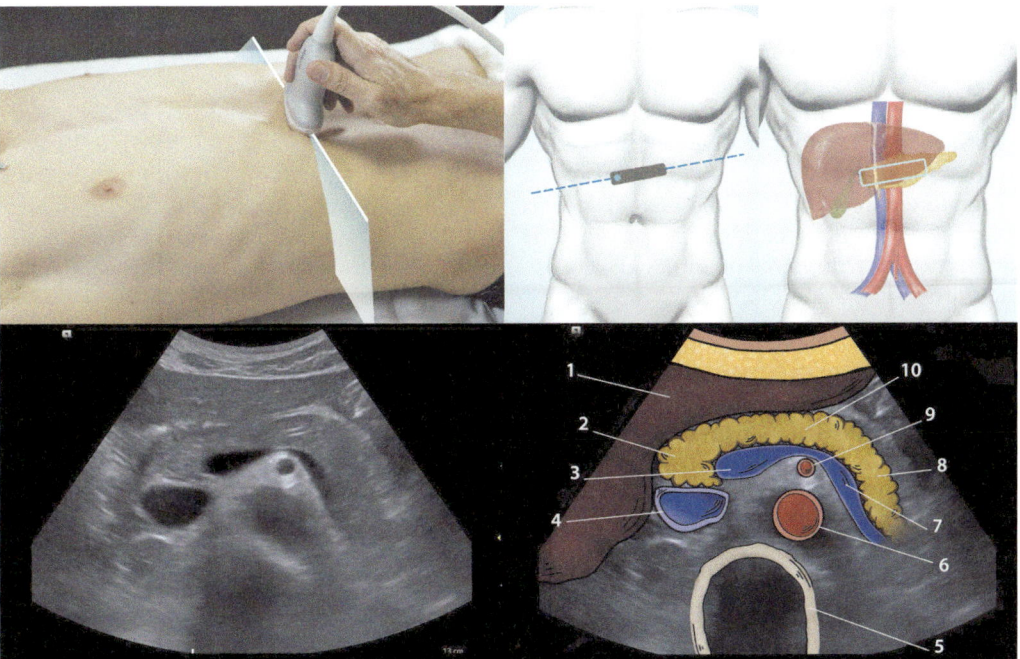

Figura 5-25. Corte transversal en la zona del páncreas. 1: hígado; 2: cabeza del páncreas; 3: botón portal; 4: vena cava inferior; 5: vértebra; 6: aorta; 7: vena esplénica; 8; cola del páncreas; 9; arteria mesentérica superior; 10: cuerpo del páncreas.

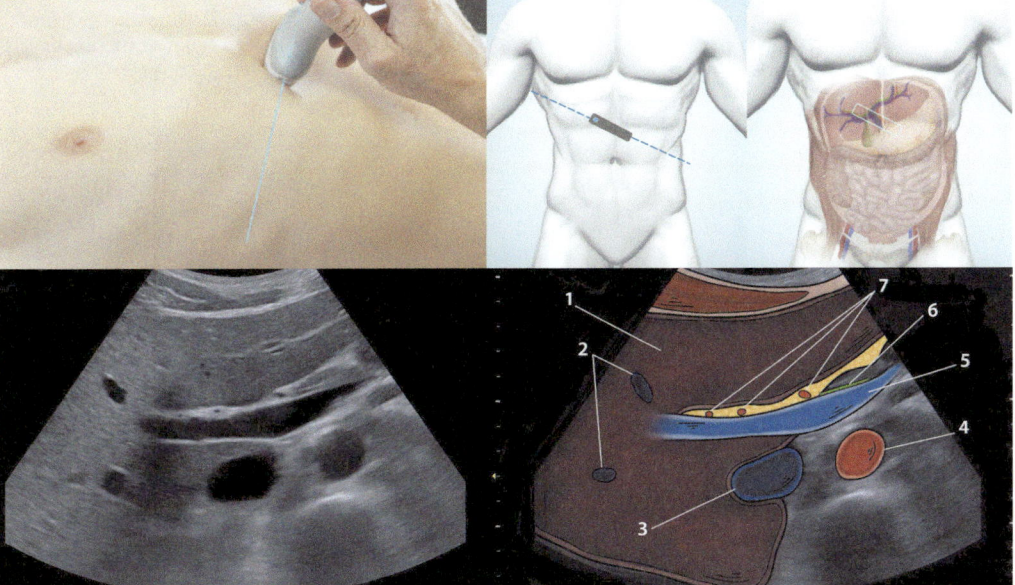

Figura 5-26. Hilio hepático. Nótese el aspecto milimétrico del conducto colédoco (verde), lo cual suele ser un hallazgo frecuente en condiciones normales, incluso en muchas ocasiones no se logra verlo por encontrarse colapsado. 1: hígado; 2: vaso suprahepático; 3: vena cava inferior; 4: arteria aorta; 5: vena porta; 6: colédoco; 7: arteria hepática.

Por otro lado, la arteria hepática también tiene una dirección paralela a la vena porta y al colédoco, sin embargo, su trayecto es serpenteante por lo que no se muestra como una línea continua, sino como una serie de puntos anecoicos alineados junto a la vena porta. Al aplicar el modo Doppler color, se observa que la vena porta registra una señal Doppler continua; la arteria hepática, una señal pulsátil, y el colédoco no muestra captación Doppler (**Fig. 5-27**).

Este corte, por tener una disposición prácticamente transversal, permite ver al ligamento redondo, dada su orientación cráneo-caudal, en sección transversal, mostrando una imagen hiperecoica, redondeada y que, como variante anatómica, en ocasiones puede presentar un tamaño superior a la normalidad, dando lugar a confusión con un hemangioma, lo que le vale el nombre de pseudotumor del principiante (**Fig. 5-28**).

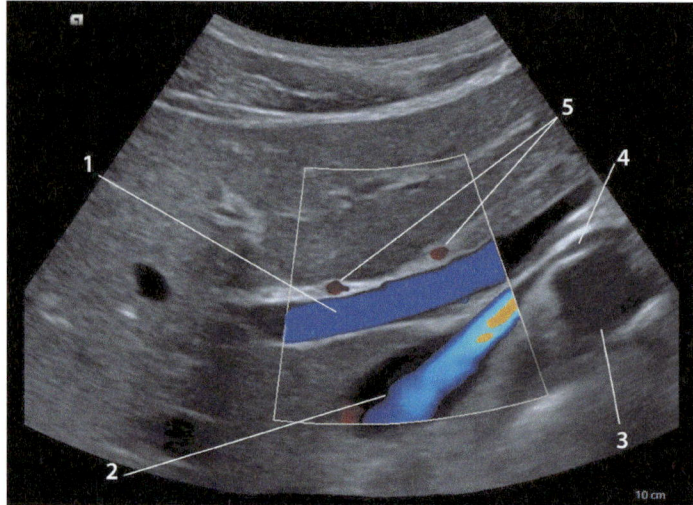

Figura 5-27. Doppler color a nivel del hilio hepático. 1: vena porta; 2: vena cava; 3: aorta; 4: vena renal izquierda; 5: arteria hepática.

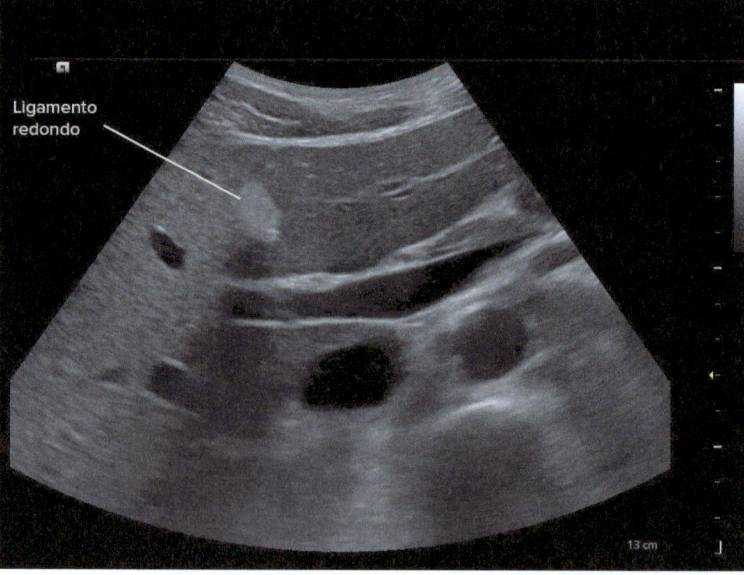

Figura 5-28. Ligamento redondo.

Desde este mismo corte, y realizando una mínima rotación en sentido antihorario para regresar a un corte transversal, se puede ver, al igual que en los cortes previos, la sección de aorta y cava. Si se continúa explorando mediante cortes transversales, más caudalmente se llega a la zona del colon transverso que, a causa del gas que presenta, dificulta la exploración a dicho nivel. Pero, si se sigue más caudalmente, se llega a la zona supraumbilical, en donde se verá de nuevo un corte transversal de la aorta abdominal (**Fig. 5-29**) antes de bifurcarse en las dos arterias iliacas (**Fig. 5-30** y **Vídeo 5-14**). Este punto es de especial interés, ya que es zona de asiento de aneurismas de aorta abdominal (**Fig. 5-31**), por lo que no se debe finalizar la exploración de los cortes transversales sin llegar a él.

Para completar la total exploración en cortes transversales del hemiabdomen derecho habrá que ir a la zona axilar derecha para hacer los cortes del riñón derecho y, desplazando el haz de ultrasonidos con un barrido desde su polo superior, se llegará finalmente al polo inferior pasando en este recorrido por el hilio renal, en donde se verá la entrada de los vasos renales (**Fig. 5-32** y **Vídeo 5-15**).

Resumen secuencial de cortes transversales centroabdominales

En el **vídeo 5-16** se ve la secuencia completa de cortes transversales centro abdominales y del hemiabdomen derecho.

Siguiendo una sistemática de cortes desde planos más craneales hacia planos más caudales se encontrarán:
- Plano de cavidades cardiacas (v. **Vídeo 5-8**).
- Plano de venas suprahepáticas (v. **Vídeo 5-9**).
- Plano de subdivisión de ramas de porta.
- Plano de tronco celíaco (v. **Vídeo 5-10**).
- Plano de eje esplenoportal y páncreas (v. **Vídeo 5-11**).
- Plano del hilio hepático (v. **Vídeo 5-12**).
- Plano de zona de colon transverso.
- Plano de aorta supraumbilical (v. **Vídeo 5-13**).
- Plano transversal del riñón derecho (v. **Vídeo 5-15**).

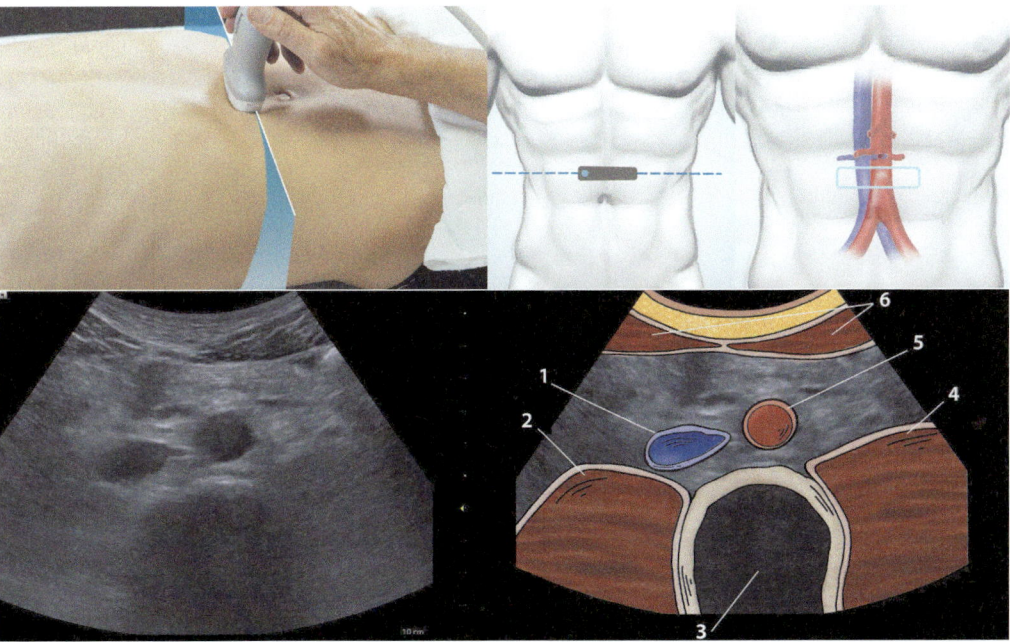

Figura 5-29. Corte transversal de la aorta abdominal. 1: vena cava inferior; 2: músculo psoas derecho; 3: vértebra; 4: músculo psoas izquierdo; 5: arteria aorta abdominal; 6: rectos abdominales.

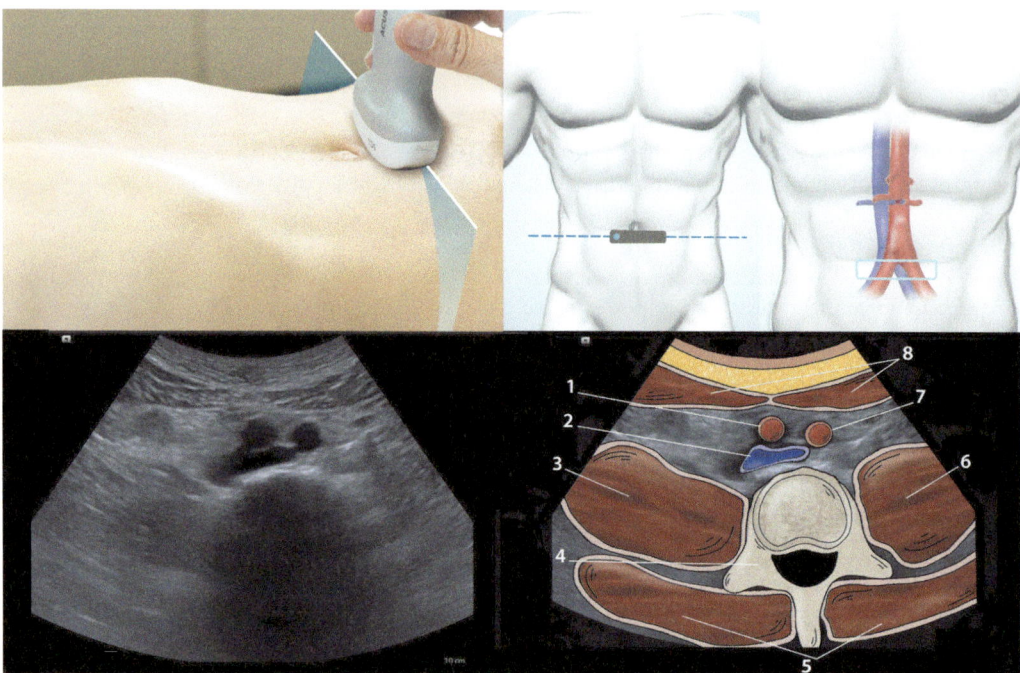

Figura 5-30. Corte transversal a nivel de la bifurcación de las arterias ilíacas. La bifurcación de las arterias ilíacas suele localizarse aproximadamente a la altura del ombligo y un centímetro por debajo. 1: arteria ilíaca derecha; 2: vena cava inferior; 3: músculo psoas derecho; 4: vértebra; 5: músculos paravertebrales; 6: músculo psoas izquierdo; 7: arteria ilíaca izquierda; 8: rectos abdominales.

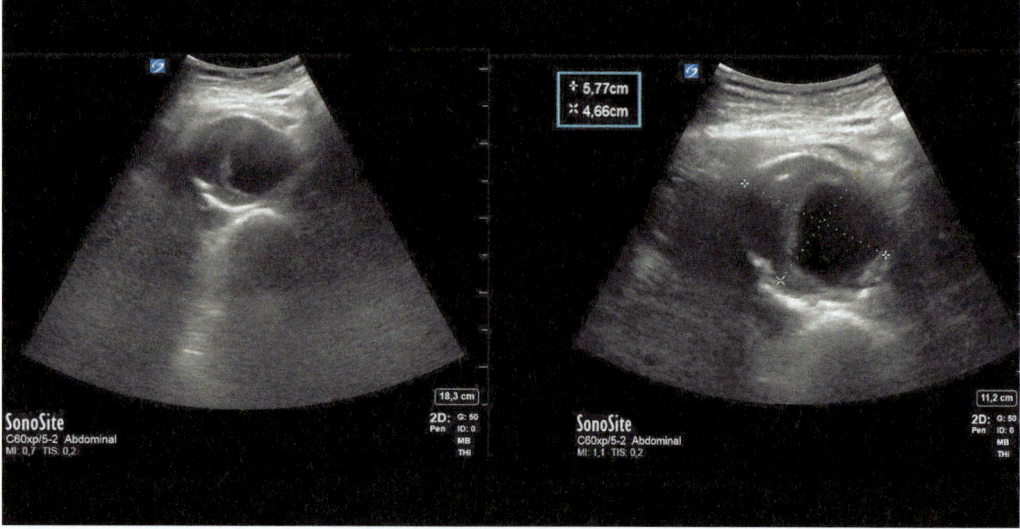

Figura 5-31. Aneurisma de aorta abdominal. Diámetro aumentado de la aorta abdominal (mayor a 35 mm) en el cual se puede ver una zona ecogénica con forma de medialuna que corresponde a un gran trombo mural.

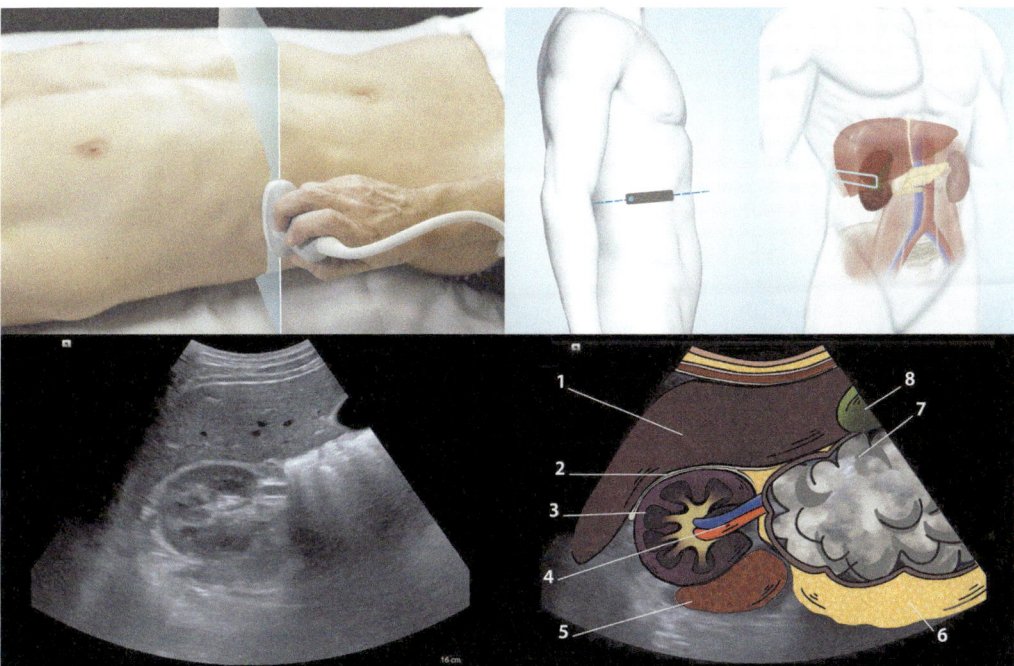

Figura 5-32. Corte transversal del riñón derecho. Es importante, como en todos los órganos, realizar un barrido completo para evitar dejar zonas sin visualizar de la estructura estudiada. 1: hígado; 2: peritoneo; 3: riñón derecho; 4: vasos renales; 5: psoas; 6: grasa intraabdominal; 7: colon (ángulo hepático); 8: vesícula.

CORTES OBLICUOS

Subcostales

Hasta ahora se ha realizado una exploración por planos longitudinales y transversales, pero, para poder integrar de una forma completa la exploración del hemiabdomen derecho, se debe acudir a los cortes oblicuos subcostales, que completarán la información íntegra de dicho hemiabdomen. Para ello, hay que colocar la sonda de forma oblicua en la zona subcostal a nivel de la línea medioclavicular derecha y muy inclinada con el haz de ultrasonidos apuntando hacia el hombro derecho, pero siempre con la sonda de manera que el marcador de orientación, aunque sea de forma oblicua, apunte al lado derecho del paciente (**Fig. 5-33**). De esta forma se obtendrán los cortes más craneales del hígado, que será la cúpula hepática en la zona subfrénica derecha (**Fig. 5-34** y **Vídeo 5-17**); zona de posibles asientos de las LOEs (lesiones ocupantes de espacio) o de abscesos hepáticos subfrénicos.

Desde esta posición y siguiendo la misma sistemática de los demás cortes, hay que verticalizar la sonda, de forma que los ecos que se obtengan en sucesivos cortes en forma de barrido serán de planos cada vez más inferiores. Así, en el siguiente plano se estará en la zona de las venas suprahepáticas (**Fig. 5-35**), que en este corte definen de una forma más precisa los segmentos hepáticos superiores.

Si se pone la sonda más vertical, el siguiente plano que se encuentra será el de la rama derecha de la porta, que se verá en el lado del lóbulo hepático derecho (**Fig. 5-36**). Sobre dicha rama, a modo de formación tubular de menor calibre, se ve el colédoco (no suele pasar de 3 mm, aunque con el transcurso de los años o tras cirugía puede ser normal que tenga diámetros de 5-6 mm), aumentando un milímetro por década a partir de los 60 años.

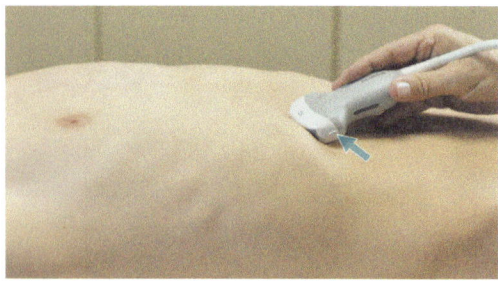

Figura 5-33. Colocación de la sonda en cortes oblicuos. El marcador de orientación (flecha) se encuentra hacia la derecha del paciente.

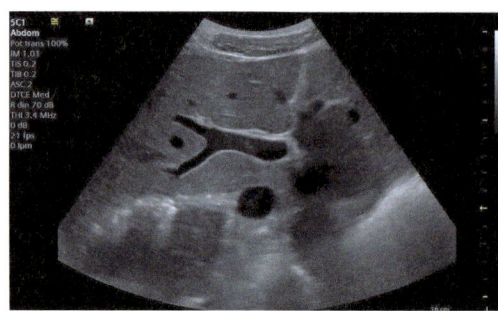

Figura 5-36. Subdivisión de ramas de la porta derecha.

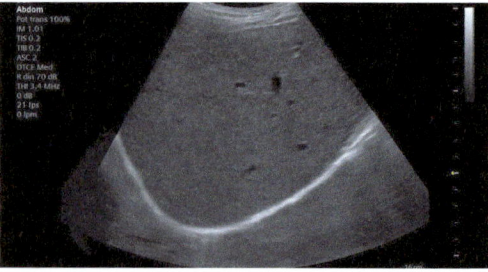

Figura 5-34. Cúpula hepática. Resulta muy importante, para descartar la presencia de LOE, la visualización de la cúpula diafragmática lo cual requiere una gran angulación de la sonda en sentido craneal, apuntando con el haz de ultrasonidos hacia el hombro derecho, para alcanzar los planos más superiores del hígado localizados por debajo de la parrilla costal y caudales al diafragma.

No obstante, con un ligero movimiento de la sonda en esta zona de exploración, se podrán encontrar las dos ramas de la porta formando una especie de «V» abierta (**Fig. 5-37**), las cuales en su zona final presentan nuevas subdivisiones menores.

El siguiente plano en sentido inferior, es decir, el que se obtiene al orientar el sonido más caudal, corresponde a un tracto fibroso que sale del extremo más distal de la rama derecha de la porta y que corresponde a la cintilla interlobar principal o cisura interlobar mayor que servirá de guía para llegar a la zona de vesícula (**Fig. 5-38** y **Vídeo 5-18**); la cual será el plano siguiente y último en estos cortes oblicuos.

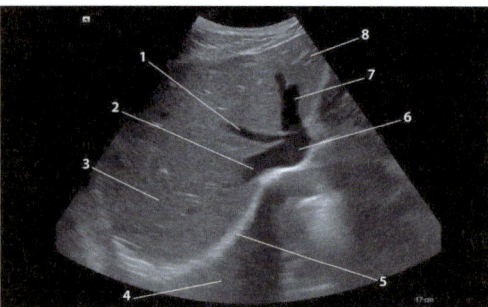

Figura 5-35. Corte oblicuo de las venas suprahepáticas. Este corte resulta útil para la identificación de segmentos hepáticos superiores que se delimitan por las venas suprahepáticas. 1: vena suprahepática media; 2: vena suprahepática derecha; 3: lóbulo hepático derecho; 4: pulmón; 5: diafragma; 6: vena cava inferior; 7: vena suprahepática izquierda; 8: lóbulo hepático izquierdo.

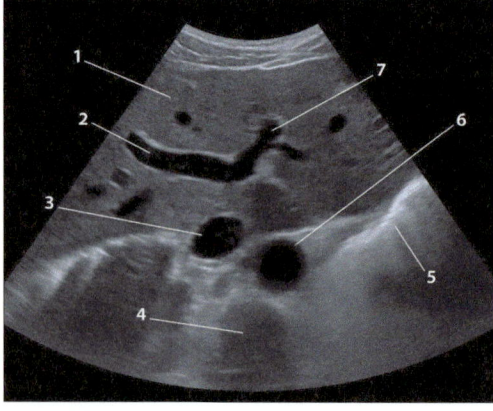

Figura 5-37. División de la vena porta en izquierda y derecha. 1: hígado; 2: rama derecha de la vena porta; 3: vena cava; 4: vértebra; 5: tubo digestivo; 6: aorta; 7: rama izquierda de la vena porta.

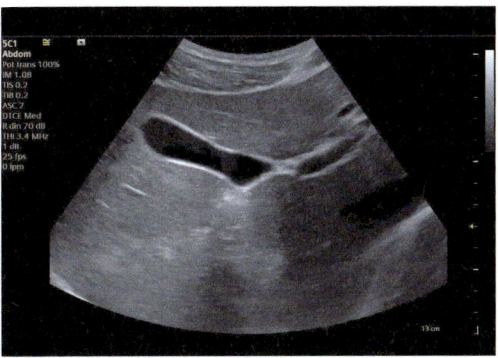

Figura 5-38. Vesícula biliar.

Resumen secuencial de cortes oblicuos subcostales

- Plano de zona de cúpula hepática (v. **Vídeo 5-17**).
- Plano de venas suprahepáticas.
- Plano de rama de porta derecha y vía biliar que lo acompaña.
- Plano de vesícula (v. **Vídeo 5-18**).

BIBLIOGRAFÍA

Hagen-Ansert, S. L. (2017). *Textbook of Clinical Ultrasono-graphy* (2ª ed.). Elsevier.

Hertzberg, B. S., & Middleton, W. D. (2018). *Ultrasound: The Requisites* (4ª ed.). Elsevier.

McNally, E.G. (2006). *Ultrasonografía Musculoesquelética.* Marbán Libros.

Middleton, W. D., Kurtz, A. B., Hertzberg, B. S. (2007). *Ecografía.* Marbán Libros.

Requena, F., Parra, J. A., y Cunillera, N. (2012). *Ecografía Clínica Abdominal.* Editorial Médica Panamericana.

Rumack, C. M., y Levine, D. (2017). *Ecografía Diagnóstica* (5ª ed.). Elsevier Health Sciences.

Rumack, C. M., Levine, D., & Webb, W. R. (2018). *Diagnostic Ultrasound: Abdomen and Pelvis* (vol. 1). Elsevier.

Rumack, C. M., Wilson, S. R., Charboneau, J. W. (2017). *Diagnóstico Ecográfico* (4ª ed.). Elsevier.

Sáez, F., Sáez, M. (2019). *Ecografía abdominal práctica* (3ª ed.). Elsevier.

Solbiati, L., Cioffi, V., Tiziani, L., y Garancini, S. (2016). *Atlas de ecografía abdominal.* Edra.

 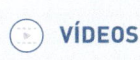 **VÍDEOS**

Hipocondrio izquierdo

6

J. M. Solla Camino y M. Marchese Ratti

INTRODUCCIÓN

En el hipocondrio izquierdo se puede estudiar el bazo y el riñón izquierdo. Además, en ocasiones, desde esta zona se podrán obtener cortes muy nítidos de la cola del páncreas, que deben buscarse activamente desde esta posición, sobre todo en aquellos casos donde se hayan encontrado dificultades para verla en el corte clásico a nivel epigástrico debido, fundamentalmente, a la presencia del gas interpuesto en esta zona.

CORTES LONGITUDINALES

La descripción clásica para obtener este tipo de cortes sugiere colocar la sonda longitudinalmente en la línea axilar media. Sin embargo, en la práctica, el método más efectivo implica realizar un movimiento dinámico de desplazamiento con la sonda, partiendo desde la línea axilar anterior hacia la espalda, similar a un movimiento de hemicinturón (**Fig. 6-1**).

Si durante este movimiento se visualiza el riñón izquierdo, será necesario desplazar la sonda en dirección cefálica, elevándola unos centímetros para visualizar el bazo, ya que este órgano ocupa una posición más superior que el riñón izquierdo. Al mismo tiempo, es importante bascular ligeramente la sonda en sentido anterior.

Ambos órganos se encuentran protegidos por la arcada costal. Para obtener un corte longitudinal preciso, es necesario oblicuar la sonda realizando una pequeña rotación de aproximadamente 15° a 30° en sentido horario (**Fig. 6-2**), con el fin de encontrar una ventana acústica entre los espacios intercostales y evitar la sombra de las costillas (**Vídeo 6-1**).

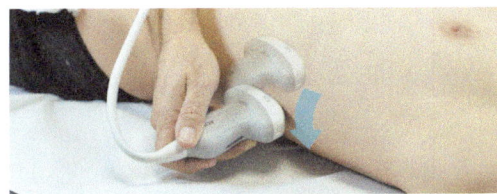

Figura 6-1. Corte longitudinal para la valoración del hipocondrio izquierdo. Se recomienda comenzar la exploración a nivel de la línea axilar anterior y desplazar la sonda en dirección dorsal hasta la visualización del órgano a explorar.

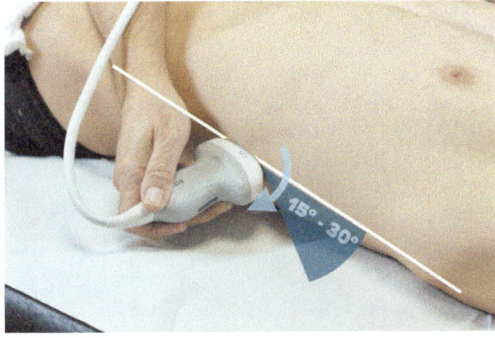

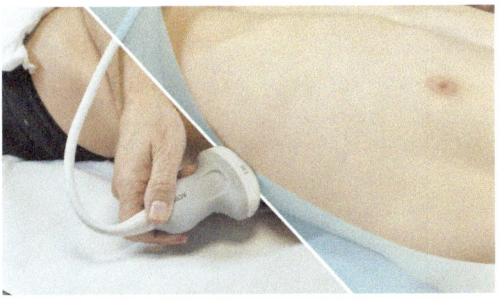

Figura 6-2. Ajuste a la ventana intercostal. Una vez localizado el órgano, para evitar la sombra de las costillas se requiere una ligera rotación en sentido horario de entre 15° y 30° aproximadamente.

Bazo

El bazo, con su característica forma de haba (**Fig. 6-3**), presenta una depresión central en el área del hilio, donde se encuentran los vasos esplénicos (arteria y vena). La presencia de bazos accesorios no es muy infrecuente, siendo su ubicación más común en las proximidades del hilio, presentando una textura ecográfica idéntica a la del bazo principal (**Fig. 6-4**). En ocasiones, el modo Doppler color puede revelar la presencia de vasos dentro de estos bazos accesorios, como ramificaciones venosas o arteriales.

La medida estándar del bazo se determina mediante su diámetro craneocaudal. Para obtener una medición precisa de este eje, los cálipers deben colocarse desde el polo superior hasta el polo inferior, atravesando la zona del hilio esplénico con una línea discontinua. En el caso del bazo, esta medida no debe exceder los 13 cm (**Fig. 6-5**). Se considera esplenomegalia cuando los diámetros son mayores a esta medida (**Fig. 6-6**).

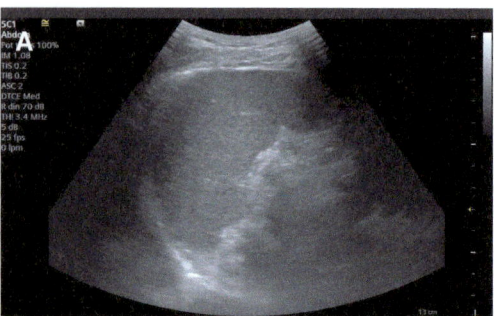

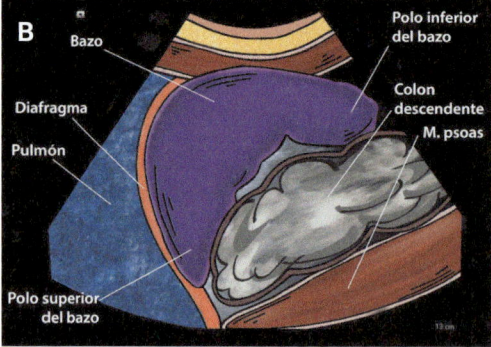

Figura 6-3. Bazo. **A)** Imagen ecográfica del bazo. **B)** Identificación de las estructuras anatómicas.

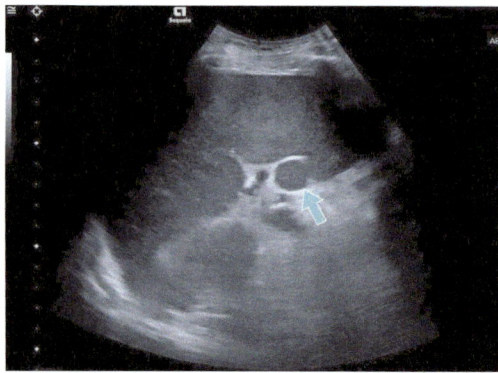

Figura 6-4. Bazo accesorio. Bazo accesorio con típica forma esférica y localización perihiliar (flecha).

Una vez se logra un buen corte longitudinal del bazo, es crucial concentrarse en obtener una imagen nítida de la vena esplénica desde su salida por el hilio. Esto aumenta significativamente las posibilidades de obtener una visión clara de la cola del páncreas (**Fig. 6-7**). Es importante recordar que el páncreas discurre anterior y paralelo a lo largo de toda la extensión de la vena esplénica, desde su origen en el hilio hepático hasta su unión con la vena mesentérica superior para formar la vena porta en el botón portal.

Riñón izquierdo

El riñón izquierdo se visualiza con un corte longitudinal, descendiendo unos centímetros

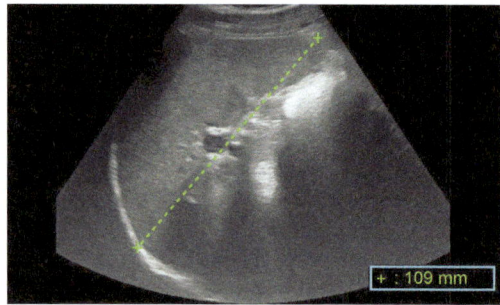

Figura 6-5. Medición del bazo. La medición del bazo requiere la colocación del cáliper entre el polo craneal y el polo caudal pasando con el eje de este por el hilio esplénico.

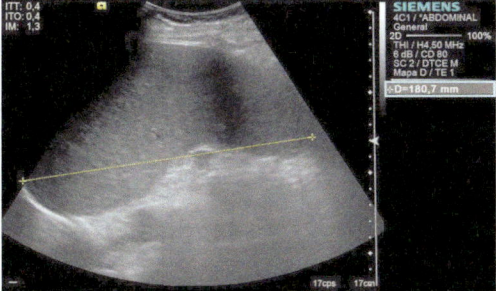

Figura 6-6. Esplenomegalia. Diámetro craneocaudal del bazo de 18 cm (medida normal: hasta 13 cm).

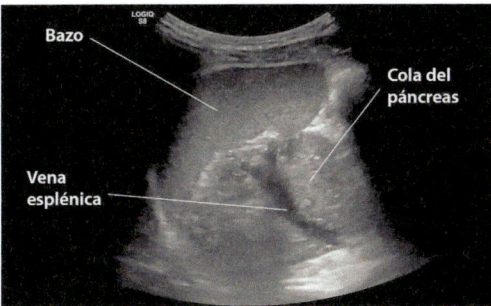

Figura 6-7. Cola del páncreas. La vena esplénica, por su íntima relación anatómica con el páncreas, permite desde este corte la identificación y valoración de su cola.

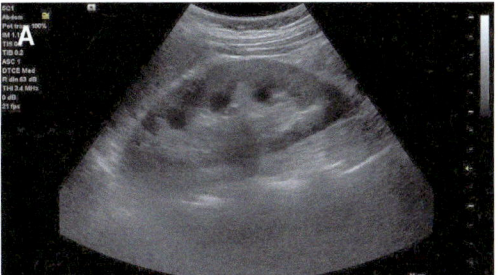

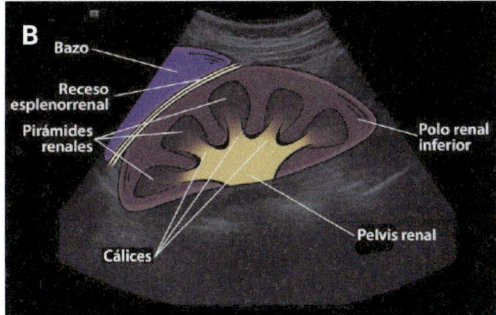

Figura 6-8. Riñón izquierdo, corte longitudinal. **A)** Corte longitudinal del riñón izquierdo. **B)** Identificación de estructuras anatómicas. Nótese la relación anatómica entre el riñón y el músculo psoas.

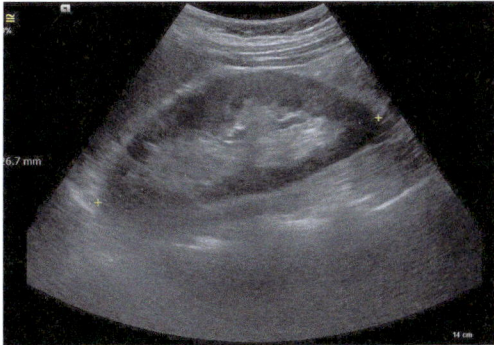

Figura 6-9. Medición del riñón. Medición del eje longitudinal del riñón izquierdo.

desde la imagen del bazo y basculando levemente hacia atrás (**Vídeo 6-2**). La cortical del riñón izquierdo es ligeramente menos ecogénica que el parénquima del bazo, pero su ecoestructura es idéntica a la descrita para el riñón derecho (**Fig. 6-8**).

La medida del riñón en este corte (eje longitudinal) presenta un rango normal entre 9 y 12 centímetros, aunque es importante considerar que estos valores pueden variar dependiendo de factores como la edad, la altura y el sexo, entre otros. En adultos, una referencia útil sería que la longitud del riñón no sea inferior a 9 cm ni superior a 13 cm (**Fig. 6-9**).

Receso esplenorrenal

El receso esplenorrenal es un espacio virtual formado por un repliegue del peritoneo que se encuentra entre el bazo y el riñón izquierdo, ubicando al riñón en el espacio retroperitoneal. En condiciones normales, este espacio no presenta ningún contenido y las capas del peritoneo permanecen en íntimo contacto (**Fig. 6-10** y **Vídeo 6-3**).

Similar al espacio de Morison o receso hepatorrenal, el receso esplenorrenal es una de las

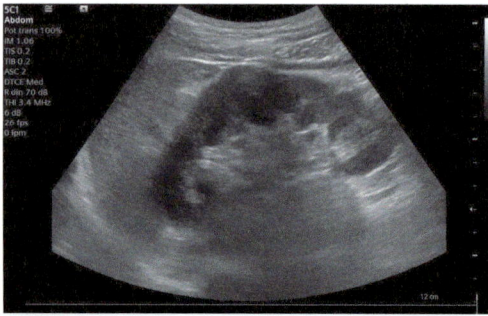

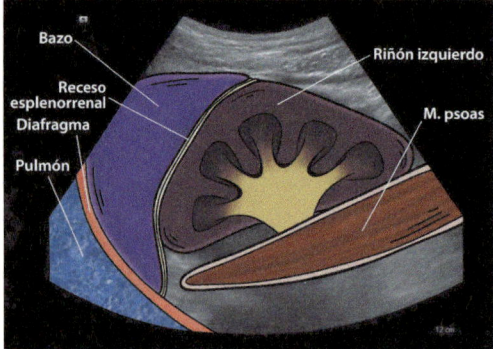

Figura 6-10. Espacio esplenorrenal.

zonas de mayor declive en el abdomen a nivel intraperitoneal cuando el paciente se encuentra en decúbito supino. Se trata de una estructura relevante para evaluar ecográficamente la presencia de líquido libre intraperitoneal, ya sea líquido ascítico, hemorrágico o infeccioso. La detección de líquido libre se puede observar como una imagen anecoica (líquido) que separa ambas hojas del peritoneo en el espacio virtual entre el bazo y el riñón izquierdo (**Fig. 6-11**).

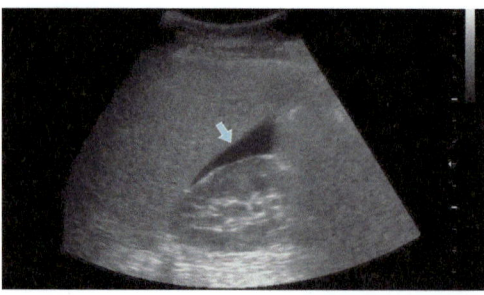

Figura 6-11. Líquido libre en receso esplenorrenal. Imagen anecoica de morfología triangular entre el bazo y el riñón correspondiente a líquido libre (flecha).

CORTES TRANSVERSALES

Una vez obtenidos los cortes longitudinales, se debe girar la sonda 90°, intentando al mismo tiempo adaptarse a los espacios intercostales para asegurar una buena ventana acústica (**Fig. 6-12**). Una vez posicionada correctamente, se debe bascular la sonda hacia abajo y hacia arriba para obtener un barrido completo del bazo y del riñón (**Fig. 6-13**), pasando en ambos casos por la zona hiliar. Es importante recordar que, en este corte, el bazo está situado más anteriormente con respecto al riñón izquierdo, que ocupa una posición más posterior.

En adultos, la medida estandarizada del riñón es la distancia del eje craneocaudal medida desde el extremo del polo superior hasta el polo inferior. Sin embargo, en pediatría es importante medir los tres ejes del riñón (**Vídeo 6-4**).

En los cortes transversales se obtienen las siguientes medidas:
- Medida del riñón en transversal.
- Medida del riñón en anteroposterior.
- Grosor del parénquima: mayor a 1 cm.

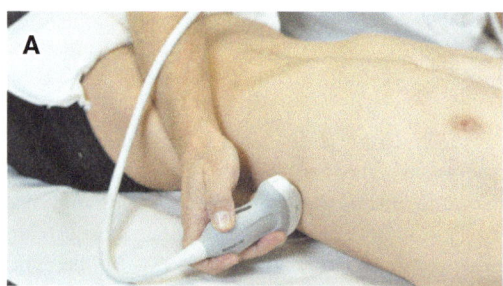

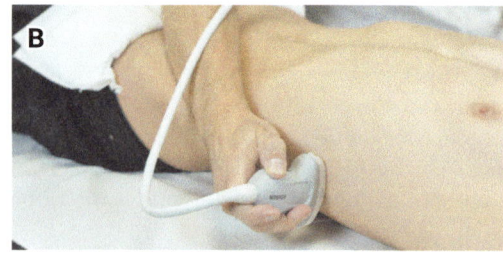

Figura 6-12. Cortes transversales del hipocondrio izquierdo. La figura **A)** corresponde a la posición del corte transversal del bazo. Nótese que tiene una orientación de la sonda más craneal y anterior que la de la figura **B)** que corresponde a la posición del corte transversal del riñón izquierdo.

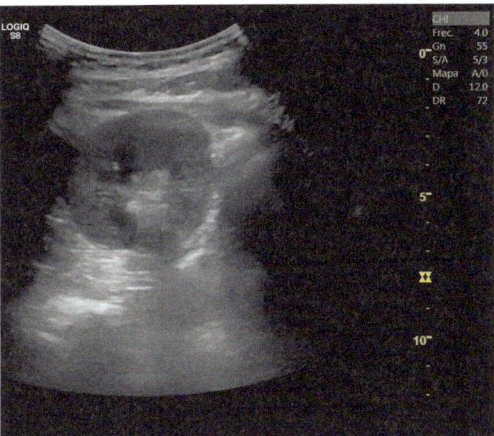

Figura 6-13. Riñón izquierdo, corte transversal. En el corte transversal el riñón muestra una morfología redondeada con una médula central hiperecogénica y una corteza hipoecogénica.

BIBLIOGRAFÍA

Adam, A., Dixon, A. K., Gillard, J. H., & Schaefer-Prokop, C. (2021). *Grainger & Allison's Diagnostic Radiology* (7ª ed.). Elsevier Health Sciences.

Adler, D. G, Jacobson, B. C., Davila, R. E., Hirota, W. K., Leighton, J. A., Qureshi, W. A., Rajan, E., *et al.* (2005). ASGE guideline: Complications of EUS. *Gastrointestinal Endoscopy, 61*(1), 8-12.

Dietrich, C. F., Averkiou, M., Nielsen, M. B., Barr, R. G., Burns, P. N., Calliada, F., Cantisani, V., *et al.* (2018). How to perform Contrast-Enhanced Ultrasound (CEUS). *Ultrasound International Open, 4*(1), E2-E15.

D'Onofrio, M., Crosara, S., De Robertis, R., Canestrini, S., & Mucelli, R. P. (2015). Contrast-enhanced ultrasound of focal liver lesions. *American Journal of Roentgenology, 205*(1), W56-W66.

Rumack, C.M., Levine, D. (2018). *Textbook of Diagnostic Sonography* (2ª ed.). Elsevier Health Sciences.

Soto, J. A., Barish, M. A, Yucel, E. K., Ferrucci, J. T., Siegenberg, D., & Chuttani, R. (1996). Magnetic resonance cholangiography: comparison with endoscopic retrograde cholangiography. *Gastroenterology, 110*(2), 589-597.

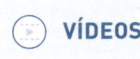 VÍDEOS

Ecografía pélvica

7

J. C. Sánchez Sánchez, J. Amorós Oliveros[†] y M. Marchese Ratti

INTRODUCCIÓN

La ecografía pélvica, una herramienta inestimable en el ámbito médico, se emplea para la evaluación de las estructuras internas de la pelvis, tanto en hombres como en mujeres. Esta técnica proporciona imágenes detalladas y en tiempo real, permitiendo la visualización de órganos como la vejiga, vesículas seminales y próstata en hombres, y útero, ovarios y vejiga en mujeres.

EXPLORACIÓN DE LA PELVIS MASCULINA

La realización de una ecografía pélvica en varones requiere, en primera instancia, un nivel adecuado de repleción vesical que permita una visualización óptima de las estructuras mediante la vejiga, que actúa como ventana acústica.

La distensión de la vejiga no solo facilita la identificación de las estructuras, sino que también contribuye a definir de manera precisa sus límites y bordes, reduciendo la incidencia de artefactos que puedan generar interpretaciones ambiguas.

La exploración ecográfica de la pelvis masculina se lleva a cabo mediante cortes transversales y longitudinales (**Figs. 7-1** y **7-2**) de la vejiga, las vesículas seminales y la próstata para evaluar diversos aspectos, tales como:

- Grosor de las paredes vesicales.
- Ausencia de divertículos.
- Anecogenicidad del contenido de la vejiga.
- Volumen de la vejiga (cuando sea necesario).
- Volumen residual postmiccional (cuando sea necesario).
- Tamaño y ecoestructura de las vesículas seminales.
- Dimensiones, contornos y ecoestructura de la próstata.

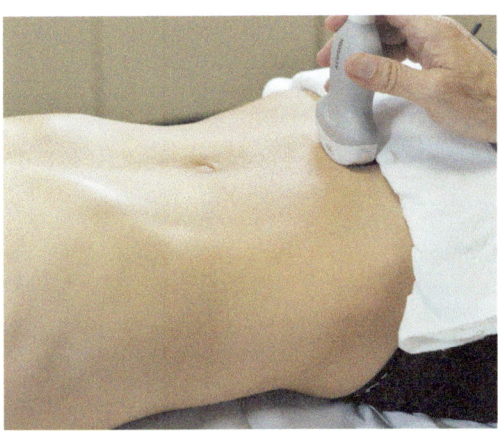

Figura 7-1. Corte transversal suprapúbico.

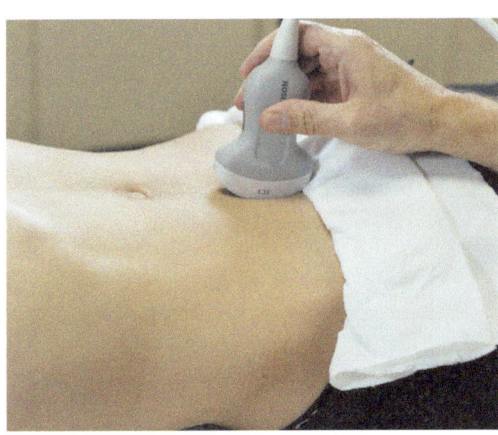

Figura 7-2. Corte longitudinal suprapúbico.

Vejiga

En el caso de la vejiga, se realizan cortes transversales y longitudinales, permitiendo la medición de sus diámetros (**Fig. 7-3A**) y la obtención del volumen de llenado vesical mediante la fórmula del elipsoide (que se obtiene multiplicando los tres diámetros y dividiéndolos entre dos: A × B × C / 2) (**Fig. 7-3B**; **Vídeos 7-1** y **7-2**).

El volumen residual postmiccional (**Fig. 7-4**) es de particular relevancia en casos de *hiperplasia* *benigna de próstata (HBP)*, donde la dificultad en el vaciado puede resultar en una «vejiga de lucha», con engrosamiento de sus paredes y aparición de divertículos.

Así mismo, la medición del volumen vesical es de particular importancia en situaciones de retención aguda de orina en las que puede producirse un globo vesical (**Fig. 7-5**).

La exploración ecográfica de la vejiga también permite valorar en pacientes con sonda vesical su correcto funcionamiento y localización (**Fig. 7-6**).

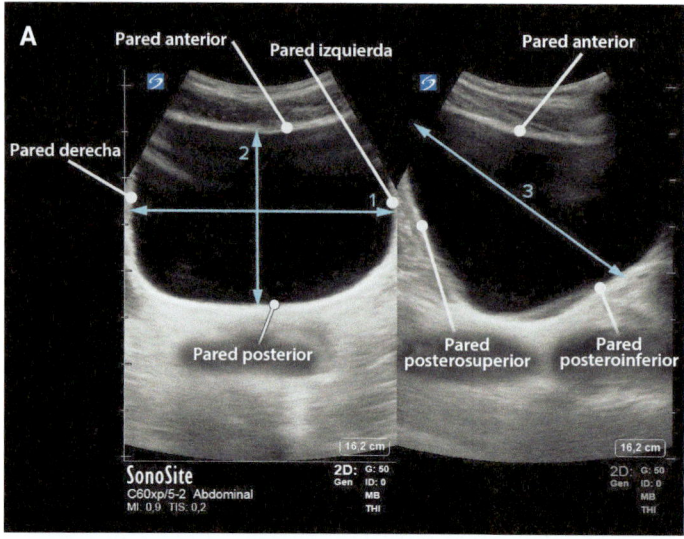

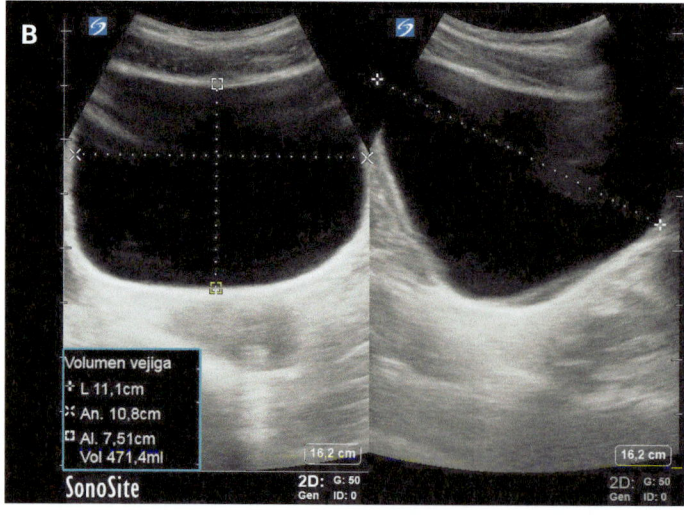

Figura 7-3. Vejiga. **A)** Modo doble pantalla que muestra un corte transversal de la vejiga a la izquierda y un corte longitudinal a la derecha. Las flechas indican los tres diámetros: 1: transversal; 2: anteroposterior; 3: cráneo-caudal. **B)** Se observa una medición de volumen vesical.

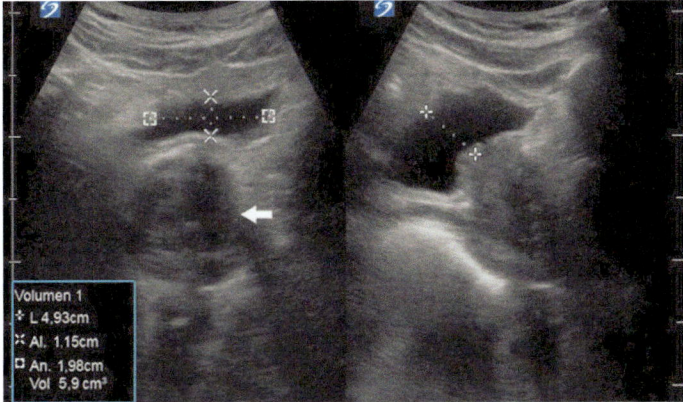

Figura 7-4. Vejiga en situación postmiccional. Modo doble pantalla que muestra un corte transversal de la vejiga a la izquierda y un corte longitudinal a la derecha con escaso volumen residual de 6 mL. Posterior a la vejiga se puede observar claramente la próstata (flecha blanca).

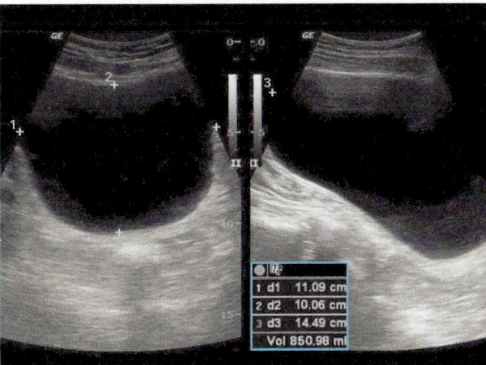

Figura 7-5. Globo vesical. Medición del volumen vesical, en este caso es de 850 mL. Es una situación frecuente que por el gran volumen de la vejiga no quepa toda la imagen en la pantalla.

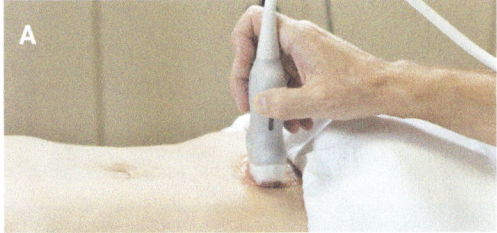

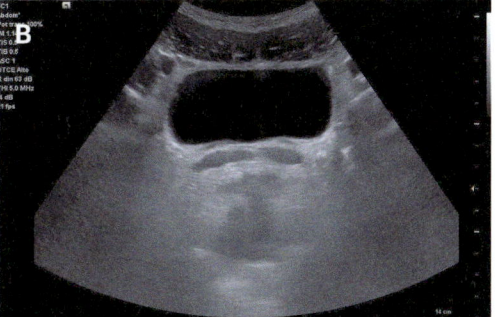

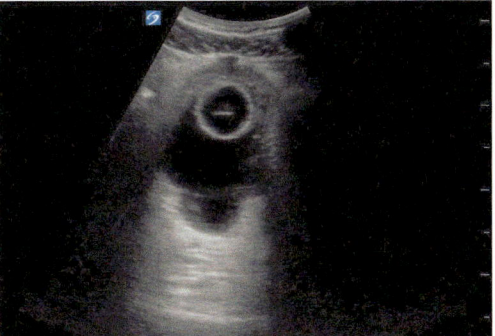

Figura 7-6. Sonda vesical. En la imagen ecográfica se puede observar el balón de la sonda vesical como una estructura redondeada de bordes hiperecogénicos con centro anecoico que corresponde al líquido que se utiliza para expandirlo. Además, se puede corroborar su correcta colocación en el interior de la vejiga.

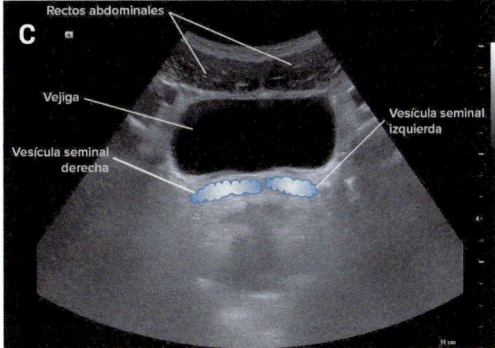

Figura 7-7. Vesículas seminales. Corte transversal suprapúbico en el que se observan las vesículas seminales, hipoecoicas en el plano posterior a la vejiga.

Por las características de la vejiga (paredes finas y contenido anecoico), es relativamente frecuente detectar lesiones que crecen hacia el lumen de la vejiga, como son los pólipos, esquistosomas y cánceres de vejiga, así como coágulos en el interior de la misma.

Para poder diferenciar los coágulos de una tumoración es importante movilizar al paciente para valorar su movilidad y/o dependencia de la pared de la vejiga.

En cuanto a las vesículas seminales (**Figs. 7-7** y **7-8**) y la próstata, se llevan a cabo cortes transversales y longitudinales para evaluar su morfología y dimensiones. La próstata, en particular, muestra cambios en su forma a lo largo del tiempo y su volumen y peso, se estiman a través de la medición de tres diámetros.

Próstata

Se comienza con un corte transversal central de la próstata (**Fig. 7-9**) que incluye anteriormente parte de la vejiga con moderada repleción (decir a los pacientes que acudan a la cita con la vejiga llena es un error frecuente, ya que puede producir ectasia pielocalicial, sobredistensión de las

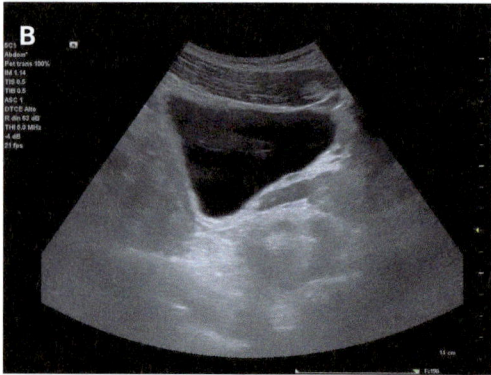

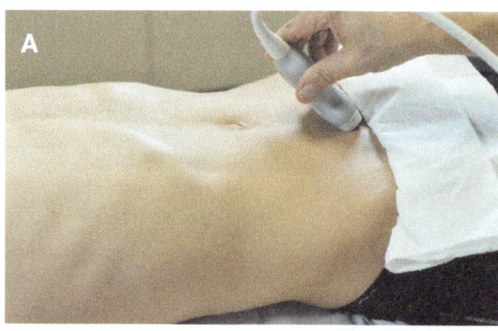

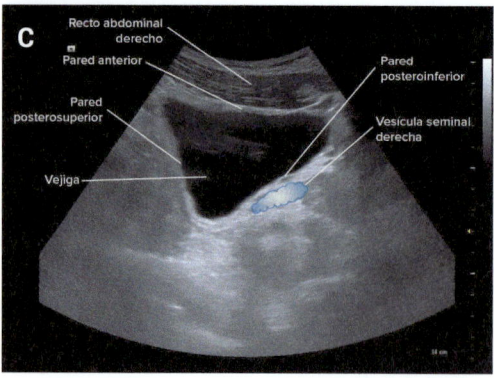

Figura 7-8. Vesícula seminal derecha. Corte longitudinal suprapúbico para-medial derecho en el que se observa la vesícula seminal derecha.

Figura 7-9. Corte transversal de la próstata. **A)** Corte transversal suprapúbico con orientación retropúbica. Nótese la marcada inclinación de la sonda en sentido caudal. **B)** Imagen ecográfica de la próstata con la característica forma de «castaña».

paredes e incomodidad tanto para el paciente como para el médico que realiza la exploración).

En varones jóvenes la próstata presenta una morfología ovoidea, que con el tiempo irá adquiriendo una forma redondeada. Se puede observar una línea hiperecogénica que la separa del recto (que es la interfase de la fascia de Denonvilliers, que se encuentra entre la pared posterior de la próstata y la pared anterior del recto). Este corte es útil para la medición de sus ejes transversal y anteroposterior.

A continuación, se realiza un corte longitudinal medial de la próstata (Fig. 7-10 y Vídeo 7-3) que incluye a la vejiga con moderada repleción. La próstata ofrece una morfología redondeada. Este corte es útil para la medición del eje cráneo-caudal.

Se miden los tres diámetros de la próstata (Fig. 7-11), obteniendo el volumen en cen-tímetros cúbicos (Vídeo 7-4) y, dado que la densidad de la próstata es similar a la unidad, se puede estimar que el volumen que se obtenga en centímetros cúbicos es equivalente al peso en gramos de la glándula prostática.

Con la edad se va desarrollando la hiperplasia benigna de próstata, que se traduce en los cortes transversales, en que la próstata se vuelve redondeada y se puede observar la impronta del lóbulo medio en la base de la vejiga (Fig. 7-12).

 Es importante no olvidar que la ecografía transabdominal no proporciona información sobre las características del tejido prostático, por lo que no debe utilizarse para realizar diagnósticos diferenciales de patologías tumorales prostáticas.

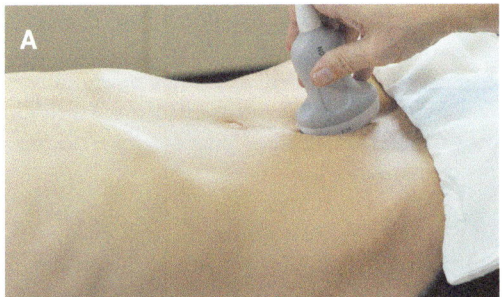
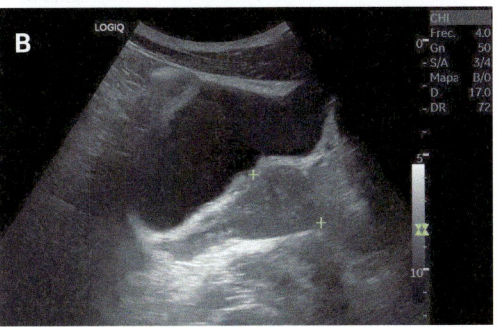

Figura 7-10. Corte longitudinal de la próstata. **A)** Corte longitudinal suprapúbico con orientación retropúbica. Dada la posición retropúbica de la próstata es necesario inclinar la sonda en sentido caudal. **B)** Imagen ecográfica de la próstata en corte longitudinal, los marcadores de cáliper indican el eje cráneo-caudal que se dispone en diagonal debido a la inclinación de la sonda para obtener este corte.

PELVIS DE LA MUJER: EXPLORACIÓN GINECOLÓGICA

Al igual que en la ecografía pélvica masculina, una adecuada repleción vesical es esencial en la exploración de la pelvis femenina (en las mujeres sí se debe especificar que vengan con la vejiga muy llena).

Los cortes longitudinales y transversales del útero y anexos, junto con la evaluación de la vejiga, constituyen la metodología básica de la exploración ginecológica. La orientación de la sonda hacia la zona retropúbica facilita la exploración del útero y los ovarios.

La valoración del útero incluye aspectos como posición, contornos, diámetros sagital y anteroposterior del cuerpo, estructura y estado del endometrio. En los ovarios, se examinan la biometría de los dos ejes mayores, así como su ecoestructura.

Sistemática de exploración

Útero
Se evaluarán:
• Posición.
• Contornos.

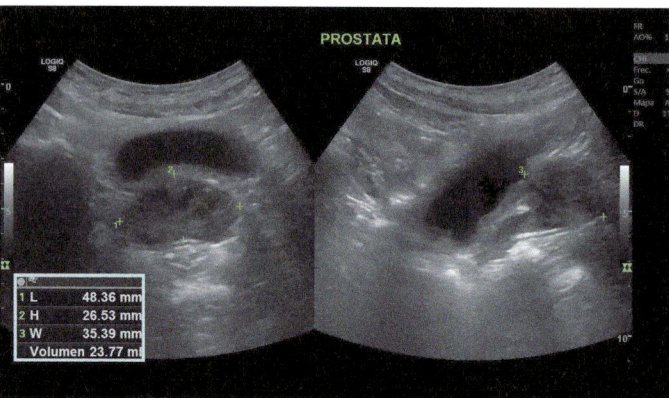

Figura 7-11. Medición del volumen prostático. Modo doble pantalla para la obtención del volumen prostático mediante la medición de los tres diámetros. Corte transversal en el lado izquierdo de la pantalla donde se miden los diámetros latero-lateral (transversal) y anteroposterior. En el lado derecho de la pantalla se observa un corte longitudinal en el que se mide el diámetro cráneo-caudal (el diámetro anteroposterior también podría medirse en este corte).

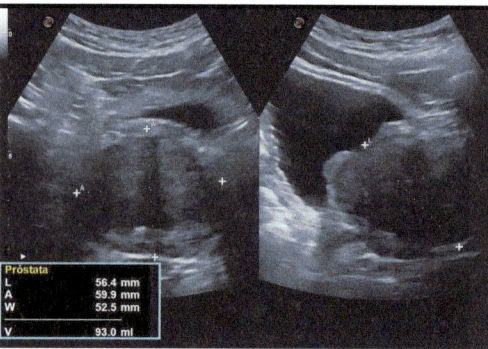

Figura 7-12. Medición del volumen prostático de una hiperplasia prostática benigna. Además del volumen marcadamente aumentado (93 mL) se observa la impronta del lóbulo medio de la próstata protruyendo en la vejiga.

- Diámetro sagital y anteroposterior del cuerpo.
- Estructura del endometrio.
- Estado del endometrio.

Ovarios

Se evaluarán:

- Medidas de los dos ejes mayores.
- Ecoestructura.

Entre las imágenes fundamentales se encuentran las detalladas a continuación.

Cortes longitudinales

Abarcan la cavidad pélvica por encima de la sínfisis del pubis, evaluando forma, tamaño, contornos y posición uterina, fondo de saco de Douglas y el endometrio considerando el momento del ciclo menstrual (**Fig. 7-13** y **Vídeo 7-5**).

El corte longitudinal en la línea media de la cavidad pélvica, realizado de manera inmediata por encima de la sínfisis del pubis, constituye la parte inicial de la exploración ecográfica ginecológica. Este procedimiento se orienta hacia la obtención de imágenes que incluyan la mayor parte del endometrio, permitiendo así una evaluación detallada de esta estructura fundamental del útero.

Es crucial tener en cuenta la fase del ciclo menstrual durante la realización de esta exploración. Los cambios hormonales que se producen a lo largo del ciclo menstrual influyen significativamente en las dimensiones del endometrio. Conforme avanza el ciclo, se observa un aumento progresivo en su diámetro. Este fenómeno es especialmente pronunciado durante la fase proliferativa, en la cual el endometrio se prepara para la posible implantación embrionaria.

La valoración detallada del endometrio adquiere una importancia significativa en el contexto de la menopausia. Posterior a este período fisiológico, se espera que el endometrio mantenga un espesor que generalmente no exceda los 8 o 10 mm. Diámetros mayores pueden indicar anormalidades que requieren una exploración más exhaustiva para esclarecer la causa subyacente de este engrosamiento endometrial.

Es importante señalar que, en la postmenopausia, el endometrio suele presentar una

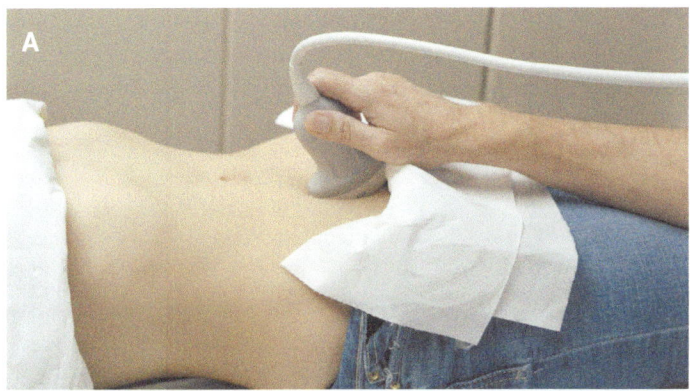

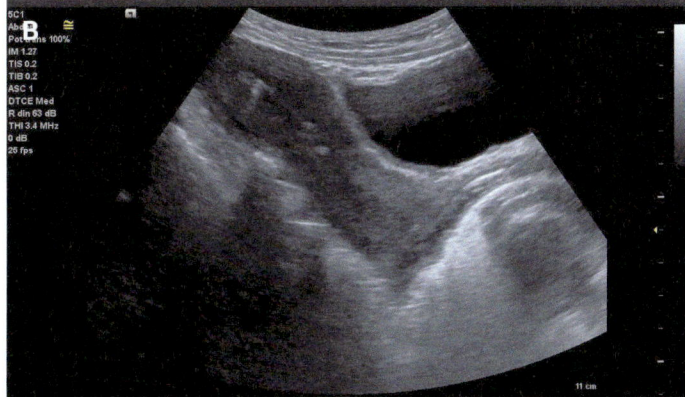

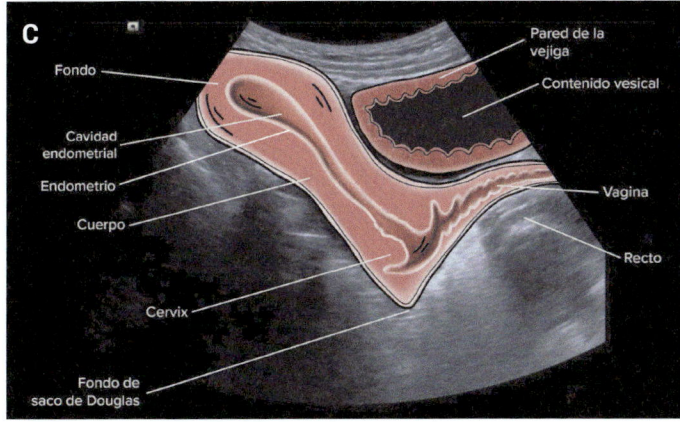

Figura 7-13. Corte longitudinal del útero.

atrofia gradual debido a la disminución de los niveles hormonales, y cualquier variación en este patrón debe abordarse con atención clínica y exploraciones complementarias.

Dentro del repertorio de imágenes consideradas normales durante la exploración del útero, es relevante destacar la identificación de los dispositivos intrauterinos (DIU), como se observa en la **figura 7-14**. Estos dispositivos se visualizan en la ecografía como una imagen lineal hiperecogénica, permitiendo así corroborar su adecuada colocación dentro de la cavidad uterina.

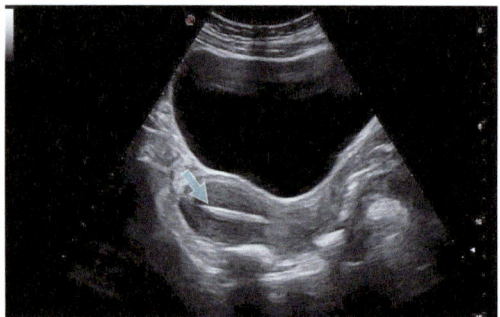

Figura 7-14. Corte longitudinal del útero con dispositivo intrauterino (DIU).

Para garantizar una colocación adecuada, se busca que el DIU se ubique a una distancia aproximadamente igual de ambos bordes del útero, sin alcanzar el fondo de este. La **figura 7-14** proporciona una representación visual de esta disposición ideal, ofreciendo una guía visual valiosa para la evaluación de la colocación correcta del DIU durante la ecografía ginecológica.

La capacidad de identificar y evaluar el posicionamiento de los DIU mediante la ecografía constituye una herramienta esencial en la práctica clínica ginecológica. Este enfoque no solo permite verificar la correcta posición del dispositivo, sino que también contribuye a la detección temprana de posibles desplazamientos o irregularidades en su ubicación, lo que es crucial para garantizar la eficacia del método anticonceptivo y minimizar posibles complicaciones asociadas.

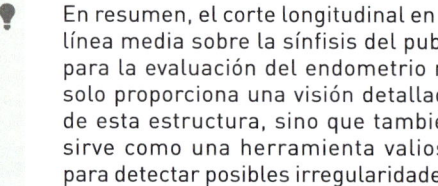

En resumen, el corte longitudinal en la línea media sobre la sínfisis del pubis para la evaluación del endometrio no solo proporciona una visión detallada de esta estructura, sino que también sirve como una herramienta valiosa para detectar posibles irregularidades, especialmente en el contexto de cambios hormonales o situaciones postmenopáusicas.

Cortes transversales

Estos cortes permiten valorar las siguientes estructuras (**Vídeo 7-6**):

- Vagina (**Fig. 7-15**).
- Cérvix (**Fig. 7-16**).
- Cuerpo uterino (**Fig. 7-17**).
- Fondo uterino (**Fig. 7-18**).
- Ovarios: corte transversal (**Fig. 7-19**), corte longitudinal (**Fig. 7-20**).

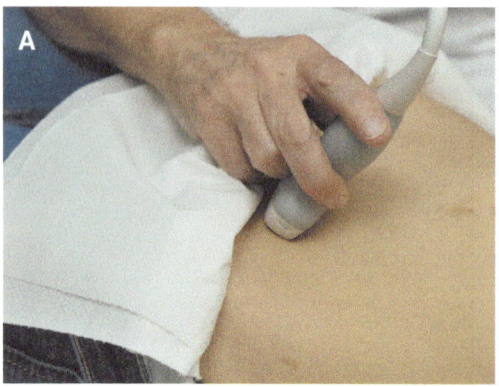
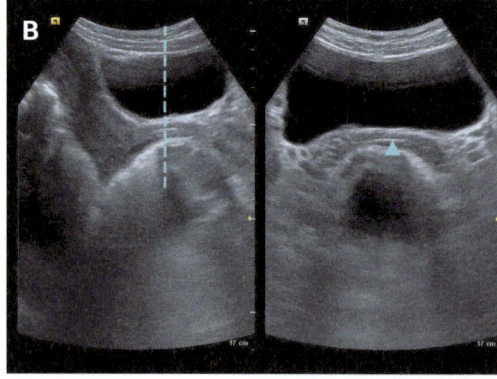

Figura 7-15. Corte transversal suprapúbico a nivel de la vagina. **A)** Posición del transductor. **B)** Imagen a doble pantalla. En la imagen de la izquierda se observa un corte transversal de útero. En la imagen de la derecha se observa un corte longitudinal a la altura de la vagina (indicado con línea discontinua en imagen de la izquierda). La punta de flecha señala la línea hiperecogénica que corresponde a la mucosa de la vagina. Inmediatamente detrás de la vagina se localiza el recto y más posterior, la sombra del coxis.

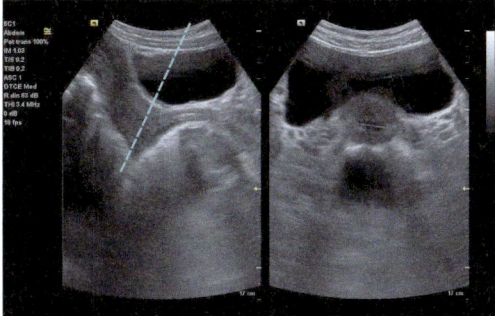

Figura 7-16. Corte transversal suprapúbico a nivel del cérvix.

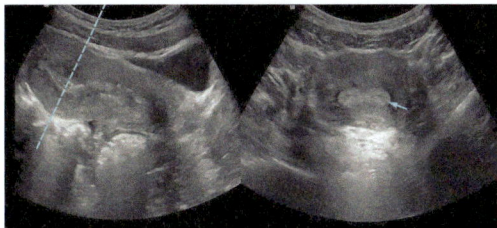

Figura 7-17. Corte transversal suprapúbico a nivel del cuerpo del útero. Tanto en el corte longitudinal como en el transversal se puede observar el endometrio como una capa hiperecogénica en el interior del útero (flecha).

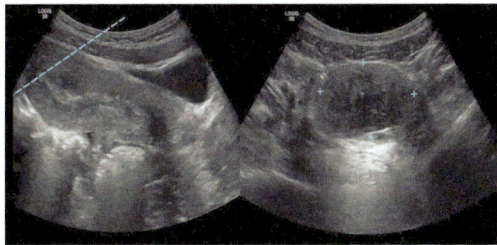

Figura 7-18. Corte transversal suprapúbico a nivel del fondo uterino.

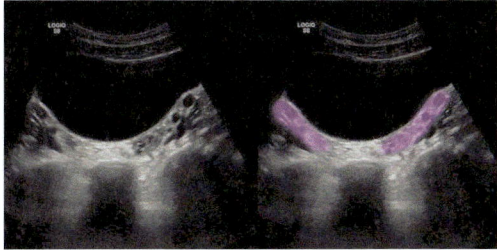

Figura 7-19. Corte transversal suprapúbico en el que se observan los ovarios.

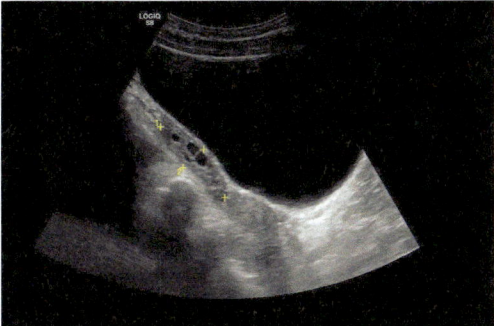

Figura 7-20. Corte longitudinal parasagital en el que se observa el ovario derecho. Anterior al ovario se observa la vejiga que al estar llena permite una excelente ventana sonográfica lo cual posibilita y facilita la visualización del ovario.

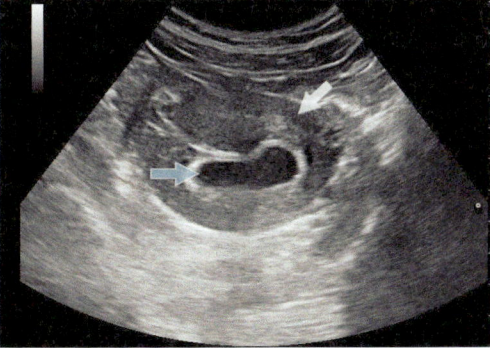

Figura 7-21. Saco gestacional de embarazo anembrionado (flecha azul). La flecha blanca indica el miometrio. Fotografía: Dr. Carmelo Herrera Carcedo.

Ecografía en primer trimestre de gestación

La exploración ecográfica en el primer trimestre de gestación puede resultar de gran utilidad en la correlación del tiempo gestacional con los hallazgos ecográficos, así como ante diversas situaciones clínicas que pueden plantearse en estas primeras semanas. Es de especial importancia recalcar que la gestación requiere de exploraciones ecográficas regladas, realizadas por profesionales altamente entrenados y especializados en este ámbito.

Las siguientes imágenes muestran diferentes situaciones que pueden encontrase en la exploración ecográfica del primer trimestre de gestación (**Figs.** 7-21, 7-22 y 7-23).

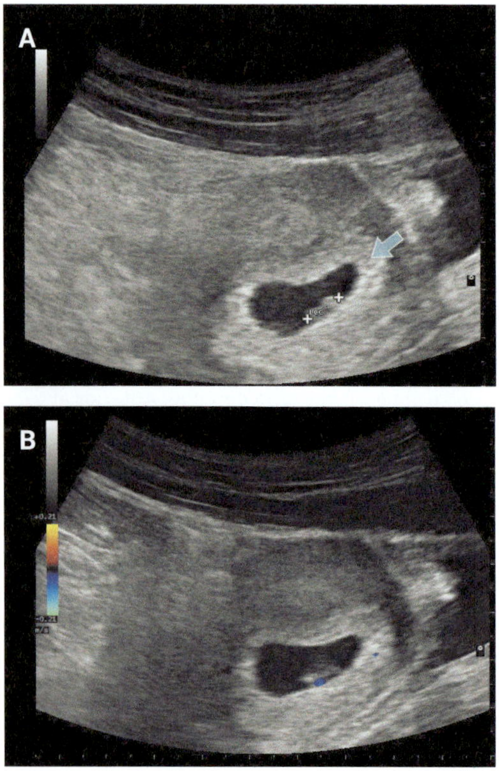

Figura 7-22. Gestación de 6 semanas. **A)** Ya se logra visualizar el embrión que presenta una medida cráneo-caudal de 0,8 mm dentro del saco gestacional (anecoico). Se puede observar un halo grueso hiperecogénico (flecha) que corresponde a la reacción decidual. **B)** El Doppler color permite la visualización del latido cardíaco. Fotografías: Dr. Carmelo Herrera Carcedo.

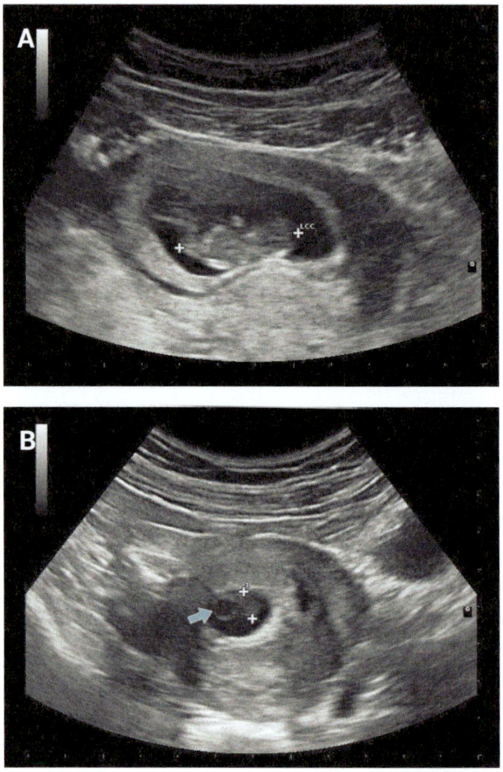

Figura 7-23. Gestación de 10 semanas. **A)** Corte longitudinal del embrión, que presenta una longitud cráneo-caudal de 31,6 mm correspondiente a una gestación de 10,3 semanas. **B)** Corte transversal del embrión en el que se mide el diámetro biparietal. Esta imagen también permite la visualización del saco vitelino (flecha). Fotografías: Dr. Carmelo Herrera Carcedo.

BIBLIOGRAFÍA

Abbitt, P. (1997). *Ecografía: Patrones de diagnóstico diferencial*. Marbán Libros.

Jiménez Díaz, J. F. (2007). *Ecografía del aparato locomotor*. Marbán Libros.

Middleton, W. D., Kurtz, A. B., & Hertzberg, B. S. (2005). *Ecografía*. Marbán Libros.

Mittelstaedt, C. A. (1995). *Ecografía general*. Marbán Libros.

Rumack, C. M., Wilson, S. R., & Charboneau, J. W. (1999). *Diagnóstico por ecografía*. Marbán Libros.

Schünke, M., Schulte, E., & Schumacher, U. (2005). *Prometheus. Texto y atlas de anatomía*. Editorial Médica Panamericana.

 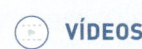

Atlas ecográfico

8

J. C. Sánchez Sánchez y M. Marchese Ratti

HÍGADO

Patología difusa

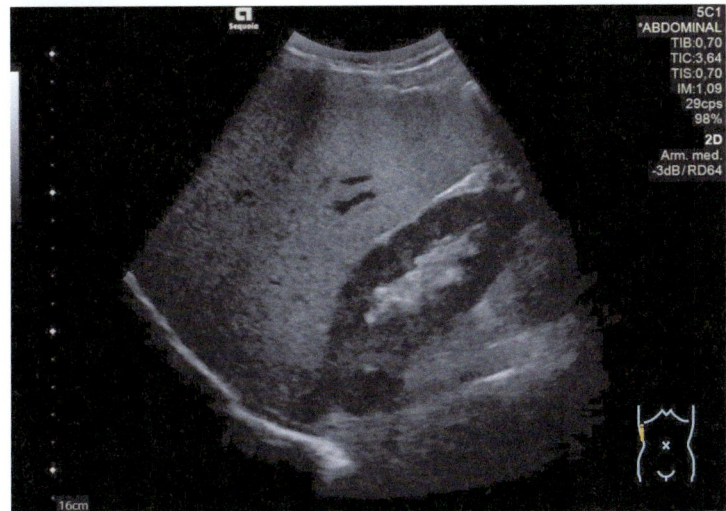

Figura 8-1. Esteatosis hepática grado I. La ecogenicidad hepática se encuentra aumentada, en comparación con la corteza del riñón derecho, pero se pueden observar las estructuras vasculares y el diafragma es completamente visible.

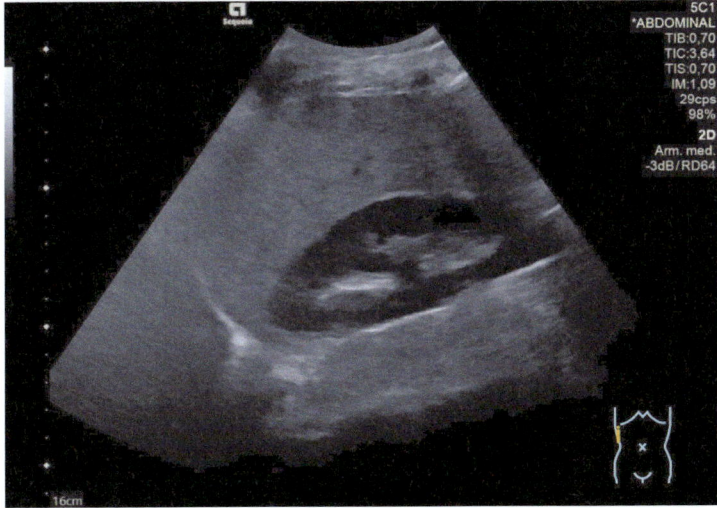

 Vídeo 8-1

Figura 8-2. Esteatosis hepática grado II. La ecogenicidad hepática se encuentra difusamente aumentada, prácticamente no se distinguen las estructuras vasculares y el diafragma se encuentra parcialmente visualizado.

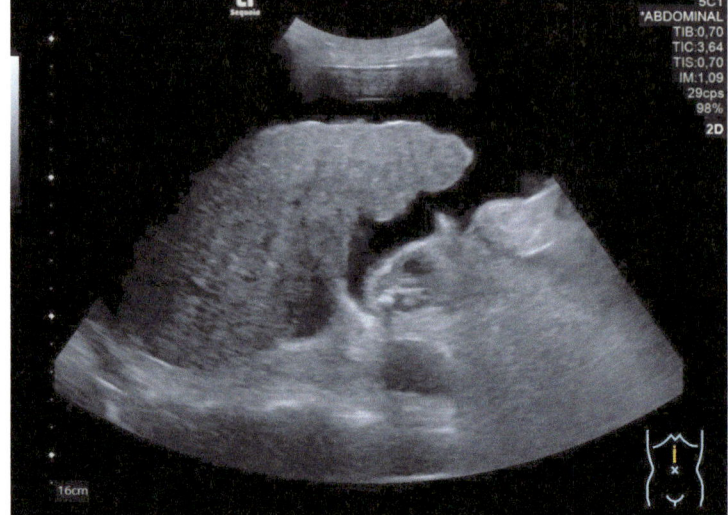

Figura 8-3. Cirrosis hepática I. Corte axial del hígado a nivel del lóbulo hepático izquierdo, donde se visualiza un hígado de pequeño tamaño con nodularidad superficial (contornos polilobulados), atrofia del lóbulo hepático izquierdo (LHI) e hipertrofia del lóbulo caudado, con pérdida del ángulo agudo del LHI y ascitis.

Vídeo 8-2 A
Vídeo 8-2 B

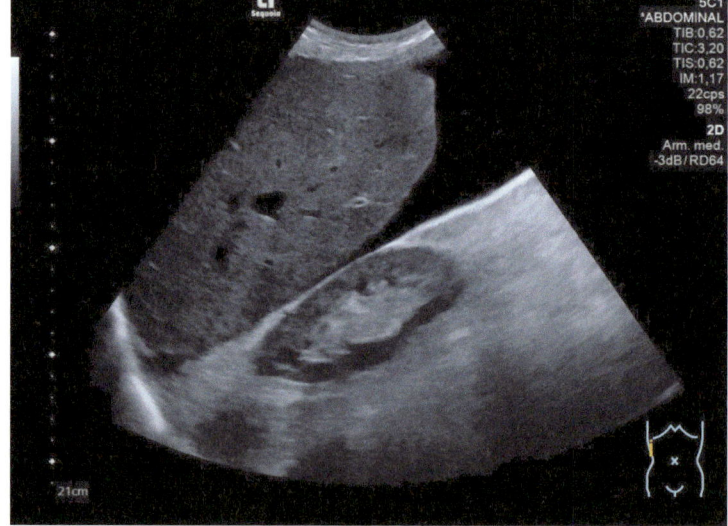

Figura 8-4. Cirrosis hepática II. Se observan un hígado de ángulo romo, con bordes irregulares microlobulados, parénquima inhomogéneo y una discreta cantidad de ascitis.

Patología nodular benigna

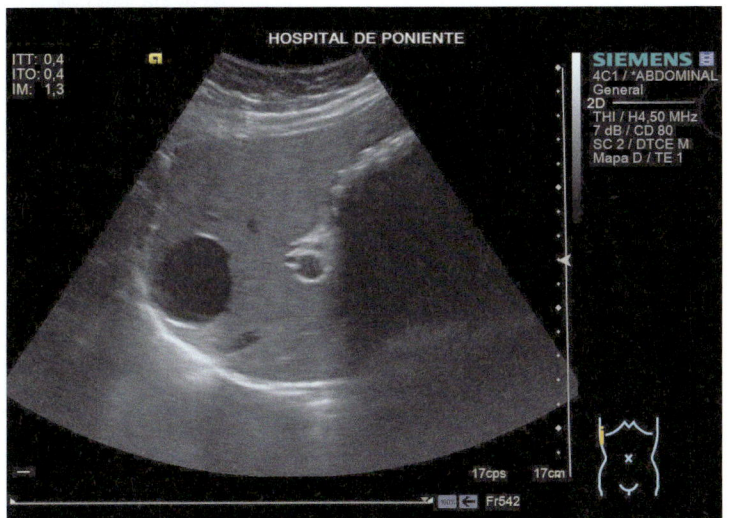

Vídeo 8-3

Figura 8-5. Quiste simple.
Lesión anecoica redonda u ovoide (puede estar lobulada), de contornos bien definidos con una pared delgada o imperceptible y refuerzo acústico posterior. Si es lo suficientemente grande, es posible que se puedan formar algunos septos, pero sin engrosamiento de la pared ni vascularización interna en Doppler color.

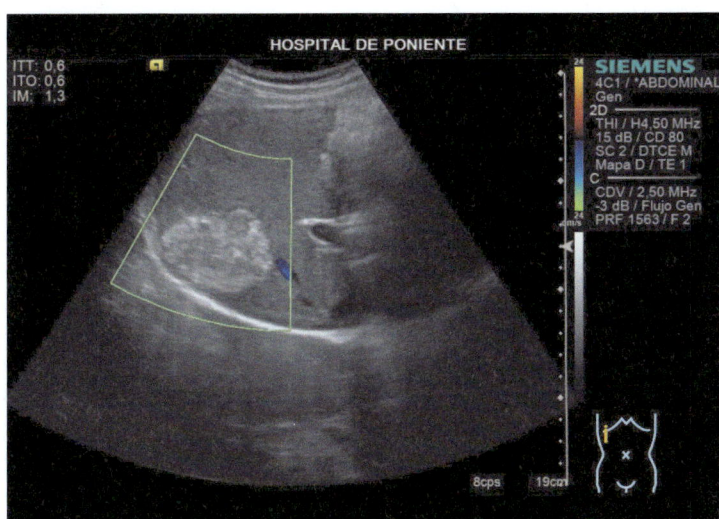

Figura 8-6. Hemangioma I.
Son lesiones hiperecogénicas típicamente bien definidas que no suelen mostrar vascularización a la activación del Doppler color. Constituyen el hallazgo focal hepático, sólido, más frecuente.

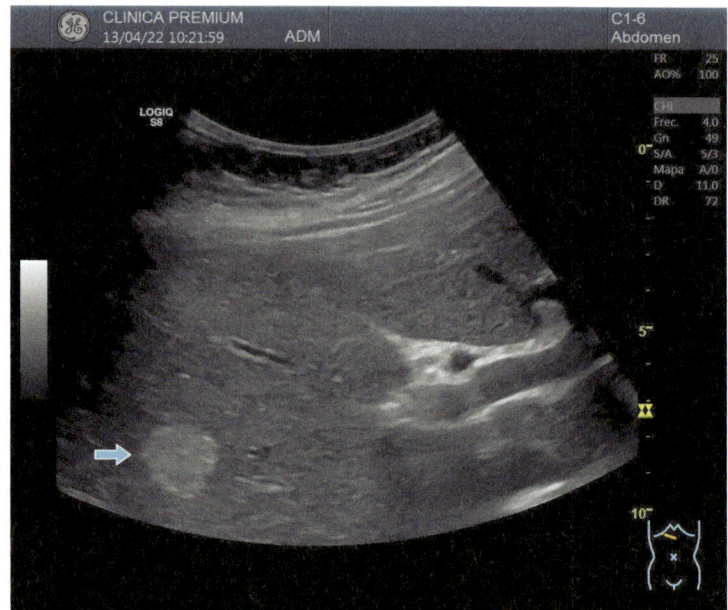

Figura 8-7. Hemangioma II. Característicamente el hemangioma presenta bordes definidos y un aspecto nodular, hiperecogénico, pero sin alterar la textura del parénquima.

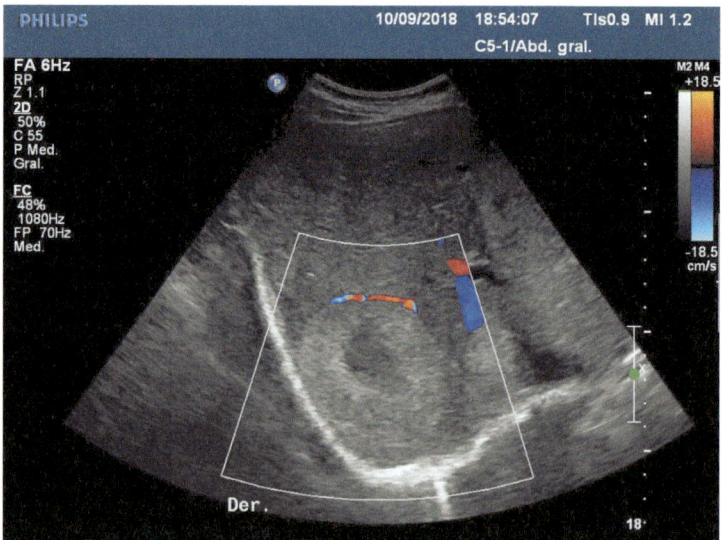

Figura 8-8. Hiperplasia nodular focal. La ecogenicidad tanto de la hiperplasia nodular focal como de su cicatriz central es variable y puede ser difícil de detectar mediante ecografía. Algunas lesiones están bien delimitadas y se ven fácilmente, mientras que otras son isoecoicas respecto al hígado circundante. Las lesiones detectables característicamente demuestran una cicatriz central con desplazamiento de la vascularización periférica en el examen Doppler color. Sin embargo, estos hallazgos se observan solo en el 20 % de los casos.

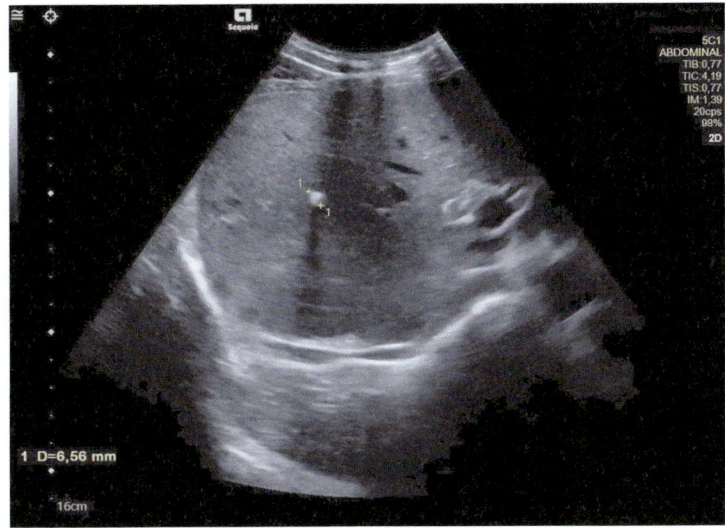

Figura 8-9. Granuloma cal-cificado. Imagen hipereco-génica con sombra acústica posterior.

Patología nodular maligna

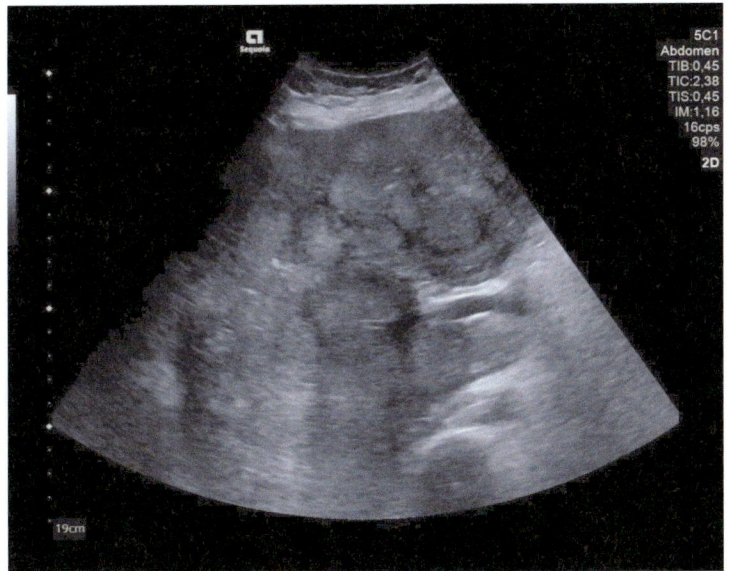

Vídeo 8-4

Figura 8-10. Metástasis múl-tiples. Ecoestructura hepáti-ca completamente alterada a expensas de múltiples imáge-nes nodulares hiperecogé-nicas que corresponden a múltiples metástasis de un carcinoma de mama.

Figura 8-11. Metástasis múltiples. Desafortunadamente, las metástasis no solo tienen una amplia gama de apariencias, sino que los cambios ecogénicos de fondo del hígado debido al cambio graso hacen que sea difícil hacer afirmaciones absolutas. En general, las metástasis pueden aparecer como lesiones redondeadas y bien definidas con efecto de masa positivo con distorsión de los vasos adyacentes, hipoecoicas (más común 65 %), sin embargo, también es posible que puedan presentar apariencia quística, calcificadas, infiltrativas y ecogénicas.

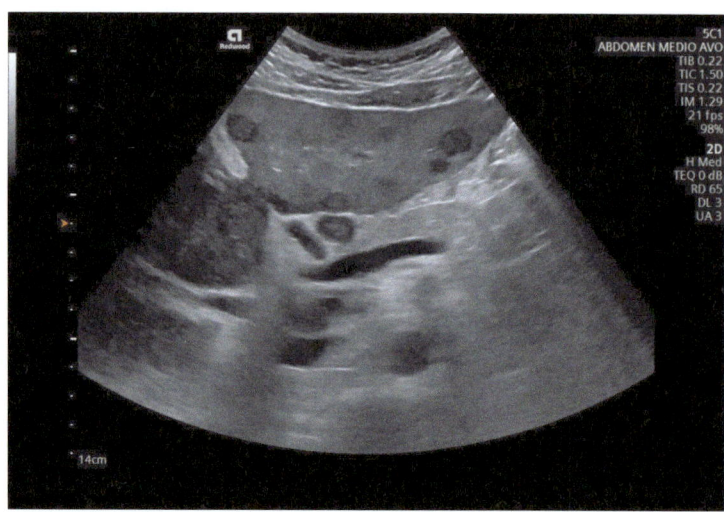

Vídeo 8-5

Figura 8-12. Metástasis en «diana» o «dónut». Múltiples lesiones hepáticas con centro hiperecogénico con halo hipoecoico. Se denominan como lesiones en «dónut», «diana» o en «ojo de buey» y es frecuente encontrarlas como metástasis de los adenocarcinomas de colon.

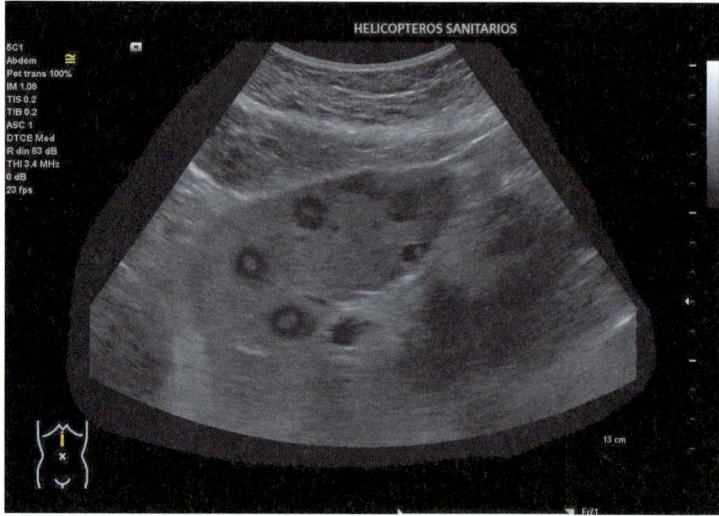

Patología infecciosa

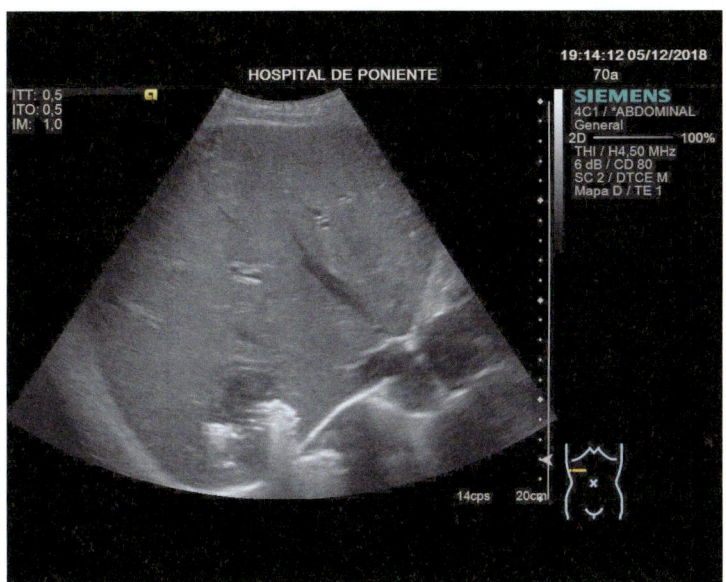

Vídeo 8-6
Vídeo 8-7

Figura 8-13. Absceso hepático. Colección hipoecoica mal definida con gas en su interior, que comunica con cavidad pleural. Los abscesos suelen estar mal delimitados y tener una apariencia variable, desde predominantemente hipoecoico (con algunos ecos internos) hasta hiperecoico. El Doppler color demostrará la ausencia de vascularización central.

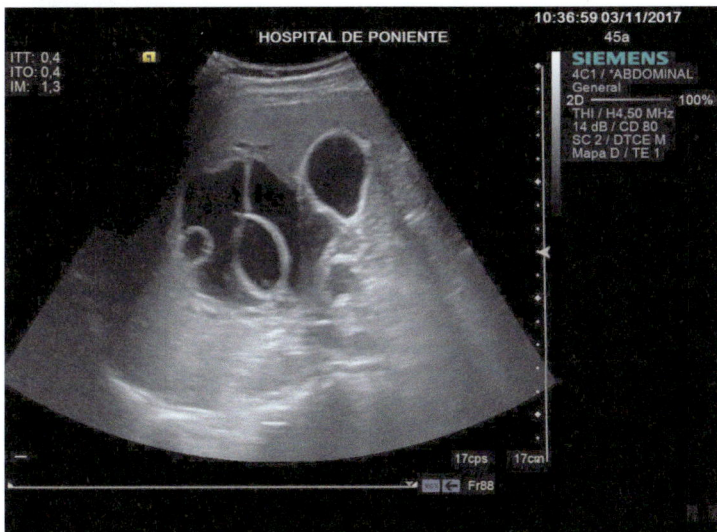

Figura 8-14. Quiste hidatídico en lóbulo hepático derecho. El quiste suele tener densidad líquida, de ecogenicidad variable con frecuentes áreas focales periféricas de calcificación, lo que suele indicar que no hay infección activa si es completamente circunferencial. Se pueden visualizar tabiques y quistes hijos. El signo del nenúfar indica un quiste con una membrana flotante y ondulante, causado por un endoquiste desprendido. También puede mostrar tabiques internos hiperdensos dentro de un quiste que muestra un patrón de rueda de radios con apariencia en «rueda de carro».

Otras

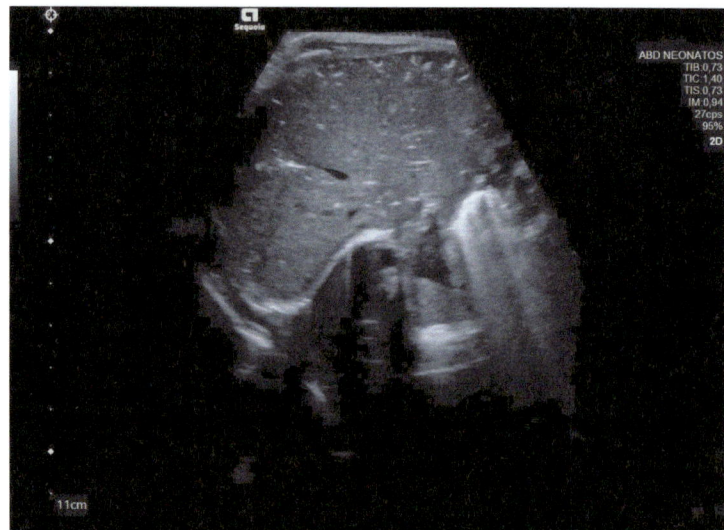

Figura 8-15. Gas portal. Recién nacido con enterocolitis necrotizante, donde el gas en la vena porta suele manifestarse como focos móviles ecogénicos en la luz de las ramas portales periféricas, con una distribución más periférica que la aerobilia.

VESÍCULA Y VÍA BILIAR

Vesícula

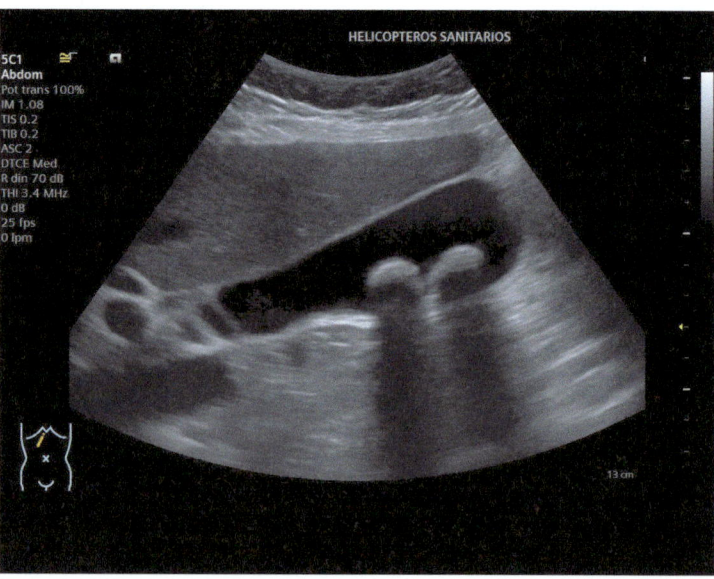

Figura 8-16. Colelitiasis. Imágenes hiperecogénicas con sombra acústica posterior en el interior de la vesícula.

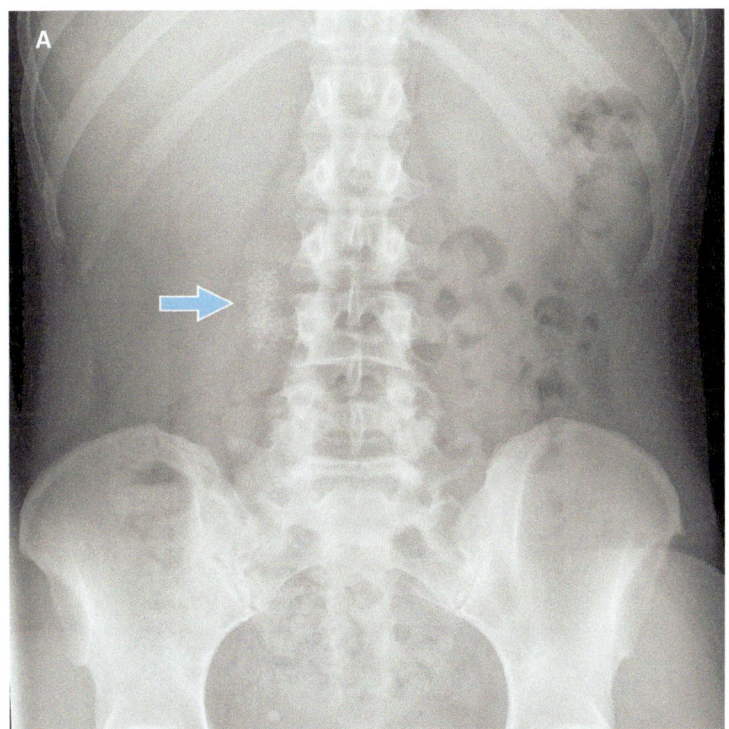

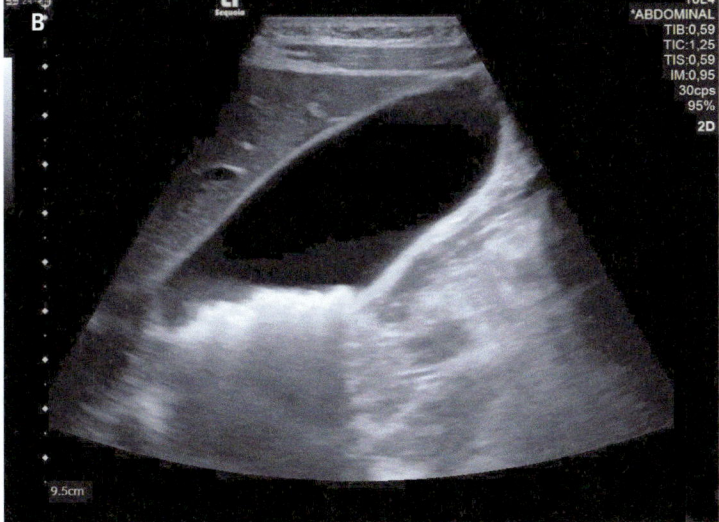

Vídeo 8-8

Figura 8-17. Colelitiasis múltiples. A) Radiografía simple de abdomen, donde se visualizan múltiples imágenes densidad calcio en hipocondrio derecho (flecha azul). **B)** Corte longitudinal en escala de grises donde se objetivan múltiples focos ecogénicos altamente reflectantes dentro de la luz vesicular con sombra acústica posterior; con el cambio de posición del paciente las piedras se movilizan (signo de la piedra rodante) y con Doppler color pueden mostrar «artefacto de centelleo», que es particularmente útil para la identificación de piedras pequeñas.

Vídeo 8-9

Figura 8-18. Colecistitis aguda litiásica. Corte longitudinal oblicuo subcostal donde se visualiza la vesícula en longitudinal, que se encuentra distendida, con bilis de alta densidad (barro biliar), litiasis y engrosamiento de la pared mayor de 3 mm y pequeña imagen laminar anecoica que corresponde con líquido perivesicular (flecha azul).

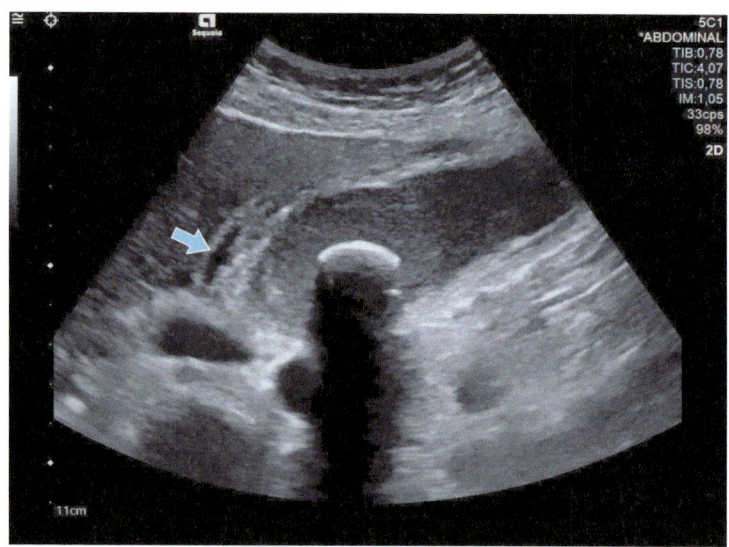

Vídeo 8-10

Figura 8-19. Engrosamiento de la pared vesicular. Paciente con insuficiencia cardíaca. El engrosamiento de la pared vesicular no es exclusivo de colecistitis aguda, pudiendo existir en estados edematosos como, por ejemplo, insuficiencia cardíaca o síndrome nefrótico, así como en patologías infecciosas crónicas con VIH o hepatitis.

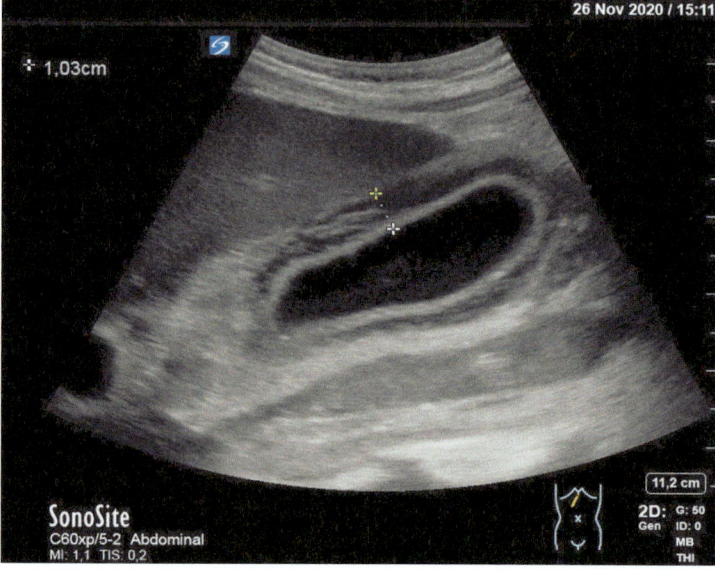

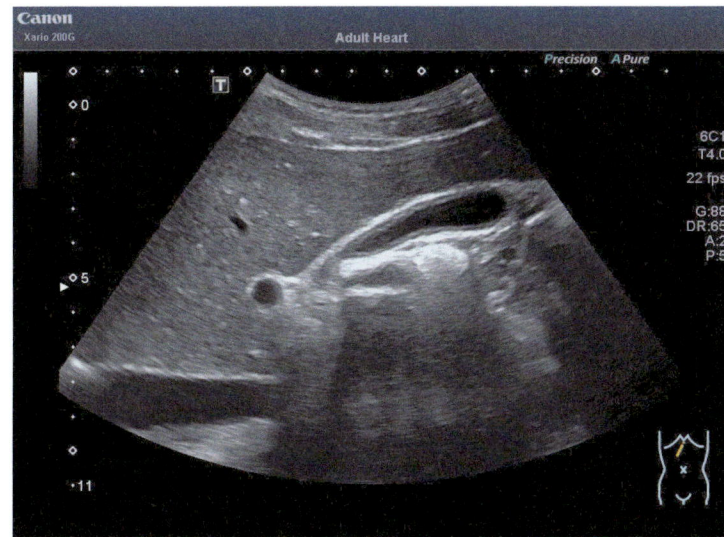

Figura 8-20. Vesícula no replecionada. La falta de repleción vesicular, habitualmente por falta de ayuno, genera una falsa imagen de engrosamiento parietal.

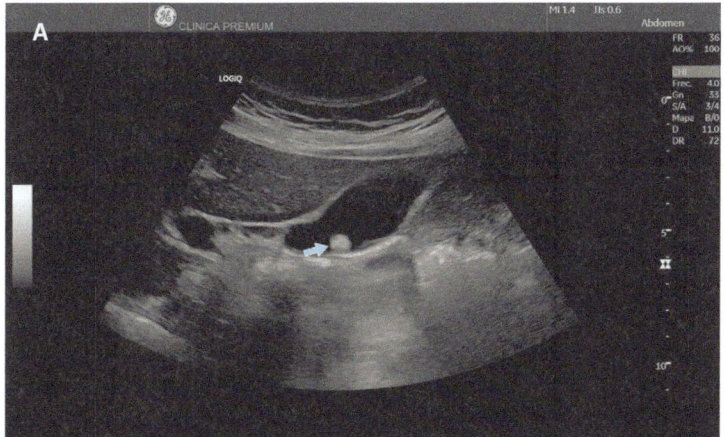

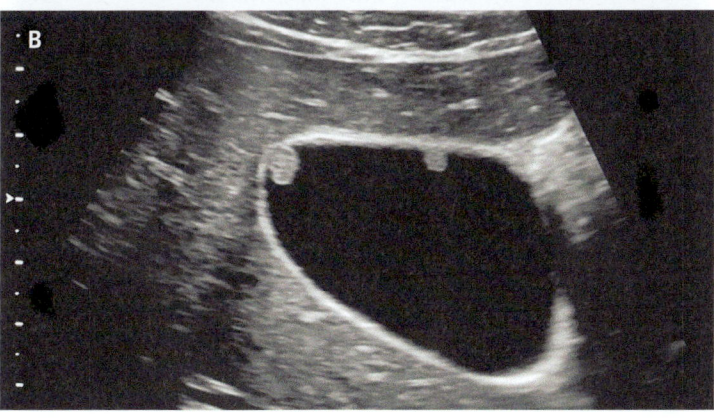

Figura 8-21. Pólipo vesicular. A) Se objetiva un crecimiento polipoideo en el interior de la luz de la vesícula que no deja sombra posterior, que está inmóvil si está adherido a la pared, aunque puede ser pediculado. El 90 % mide menos de 10 mm y la gran mayoría son menores de 5 mm. La existencia de artefacto en cola de cometa indica un pólipo de colesterol o adenomiomatosis focal. **B)** Pólipos vesiculares visualizados con sonda lineal y funcion trapezoidal.

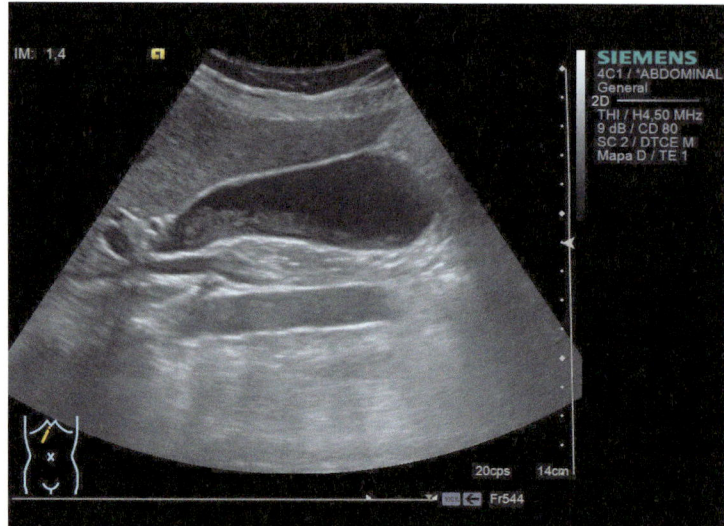

Vídeo 8-11
Vídeo 8-12
Vídeo 8-13

Figura 8-22. Barro biliar. Imagen discretamente ecogénica de aspecto amorfo sedimentada en el interior de la vésicula.

Vía biliar

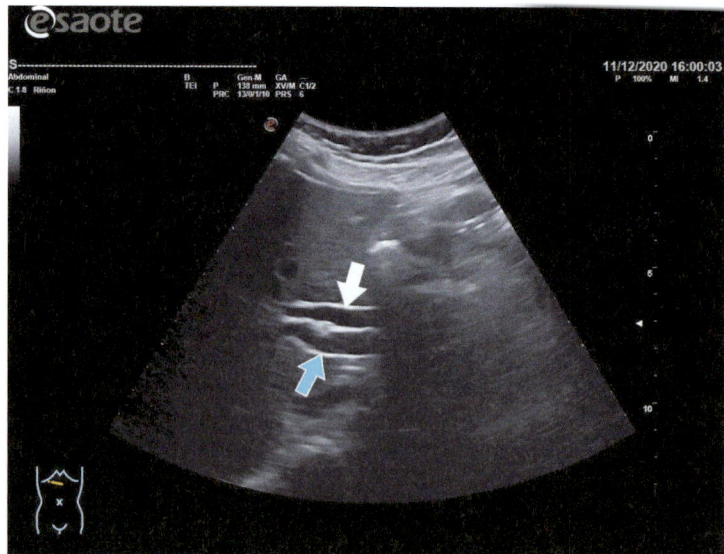

Vídeo 8-14
Vídeo 8-15

Figura 8-23. Dilatación de la vía biliar extrahepática. Típica imagen «doble cañón de escopeta», donde uno de los «cañones» corresponde a la vena porta (flecha azul) y el otro «cañón» al colédoco (flecha blanca).

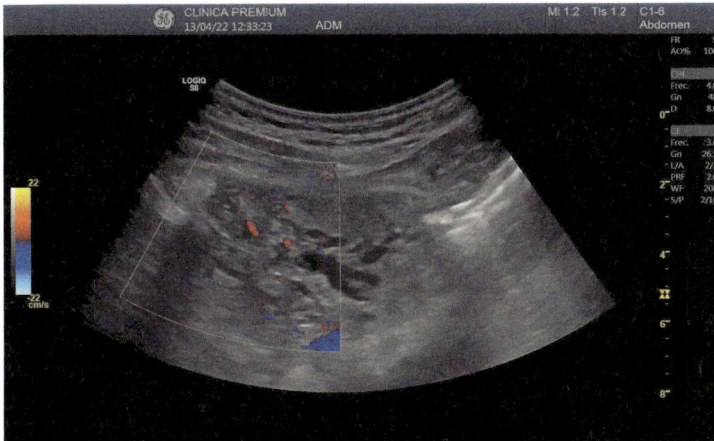

Vídeo 8-16

Figura 8-24. Dilatación de la vía biliar intrahepática. Dilatación de los conductos biliares intrahepáticos mayor de 2 mm o más del 40 % de la vena porta adyacente (las imágenes armónicas son útiles al evaluar el sistema biliar, ya que mejoran la claridad de la luz de los conductos).

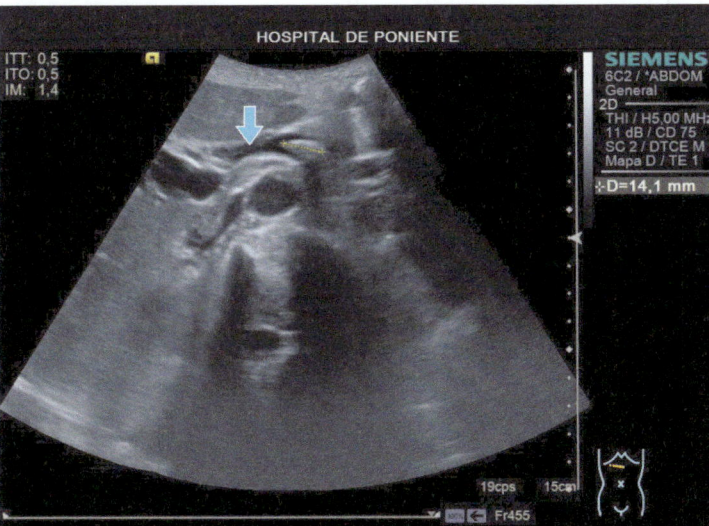

Figura 8-25. Coledocolitiasis. Se visualiza una imagen hiperecogénica con sombra acústica posterior dentro de un colédoco dilatado (flecha azul).

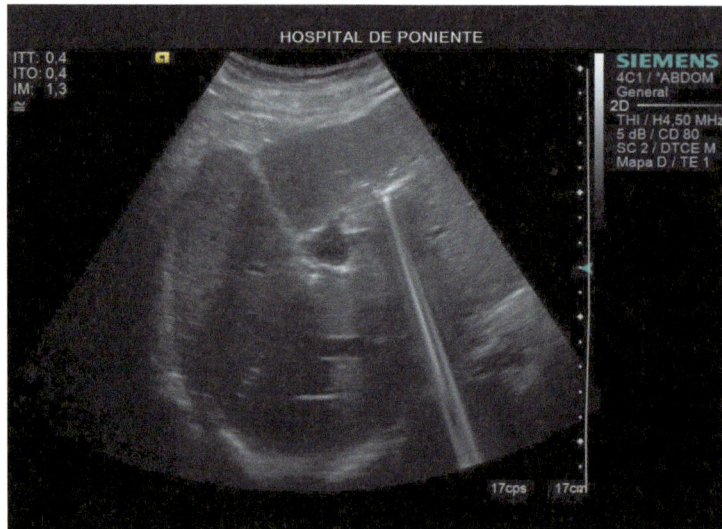

Vídeo 8-17

Figura 8-26. Aerobilia. La presencia de gas en la vía biliar se traduce ecográficamente como una imagen hiperecogénica, móvil, con artefacto en cola de cometa.

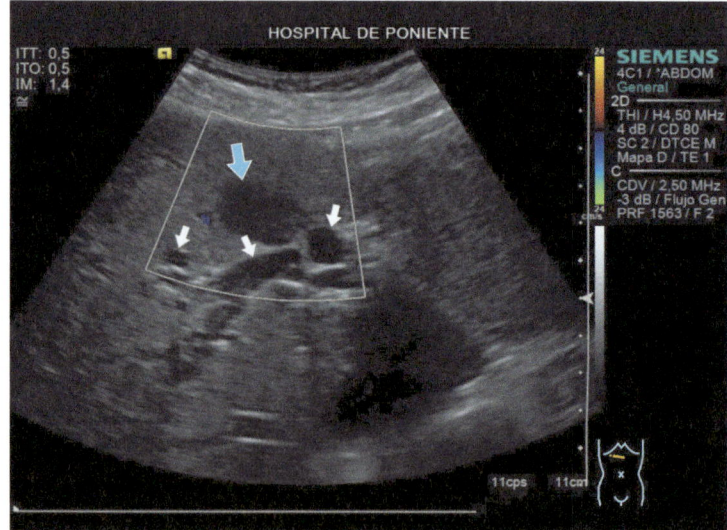

Figura 8-27. Colangiocarcinoma central o tumor de Klatskin. Se observan conductos biliares de calibre alterado (dilatados) (flechas blancas) asociado a una masa mal definida (flecha azul).

PÁNCREAS

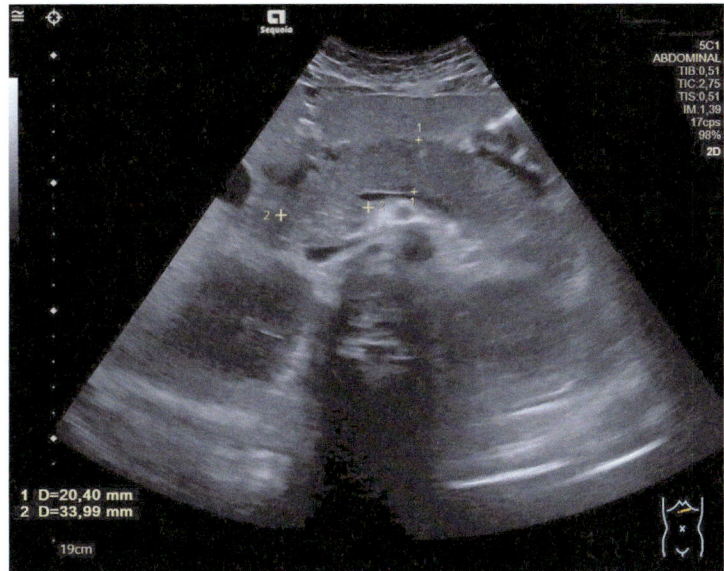

Vídeo 8-18

Figura 8-28. Pancreatitis aguda. Las características ecográficas típicas congruentes con pancreatitis aguda edematosa, incluyen un aumento del volumen pancreático con una marcada disminución de la ecogenicidad.

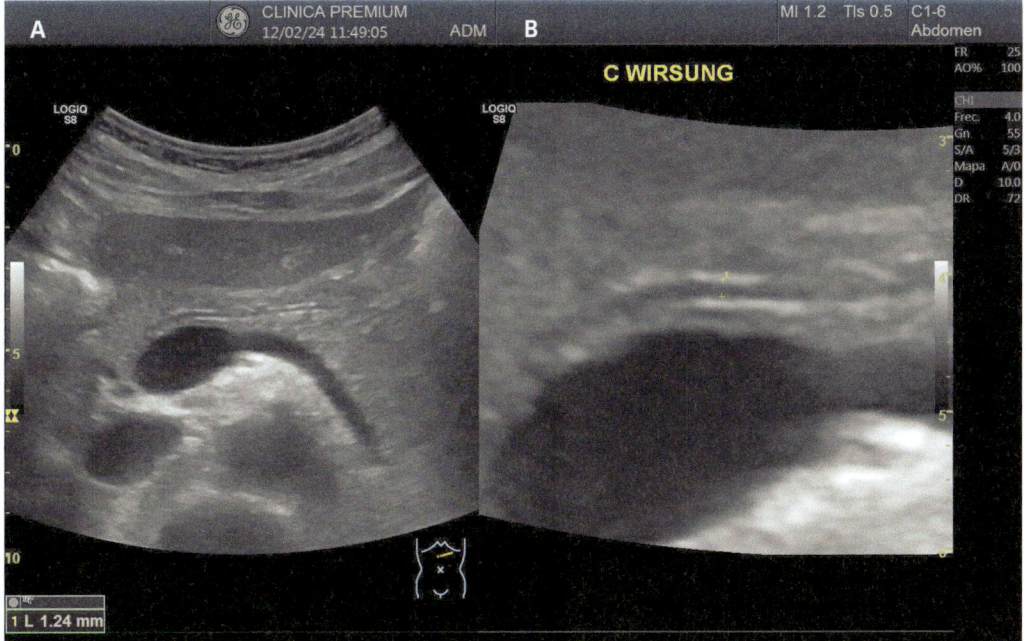

Figura 8-29. Conducto de Wirsung visible. A) Imagen ecográfica en la que puede distinguirse el conducto de Wirsung, presentando un diámetro dentro de la normalidad. En reglas generales no es frecuente poder visualizar el conducto de Wirsung. **B)** *Zoom* para medición de precisión.

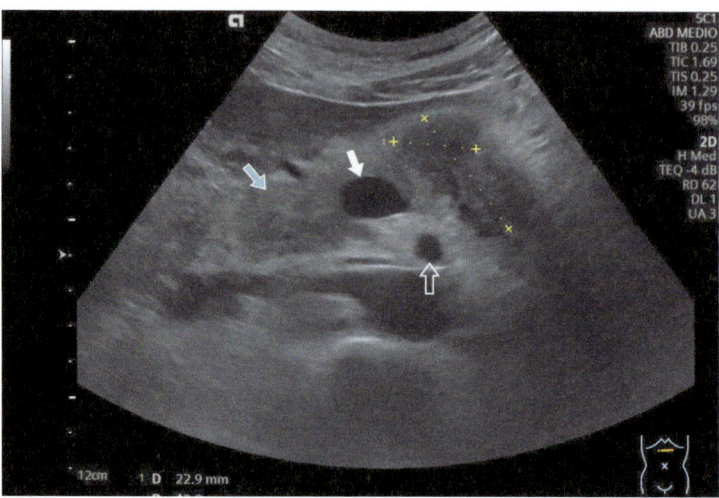

Figura 8-30. Adenocarcinoma de cuerpo del páncreas. Masa hipoecoica en el cuerpo del páncreas; puede asociarse a dilatación de vía biliar intra y extrahepática, dilatación del Wirsung, adenopatías, metástasis hepáticas y/o ascitis. Véase como referencias la cabeza del páncreas (flecha azul), el botón portal (flecha blanca), la arteria mesentérica superior (flecha transparente).

RIÑÓN

Patología difusa

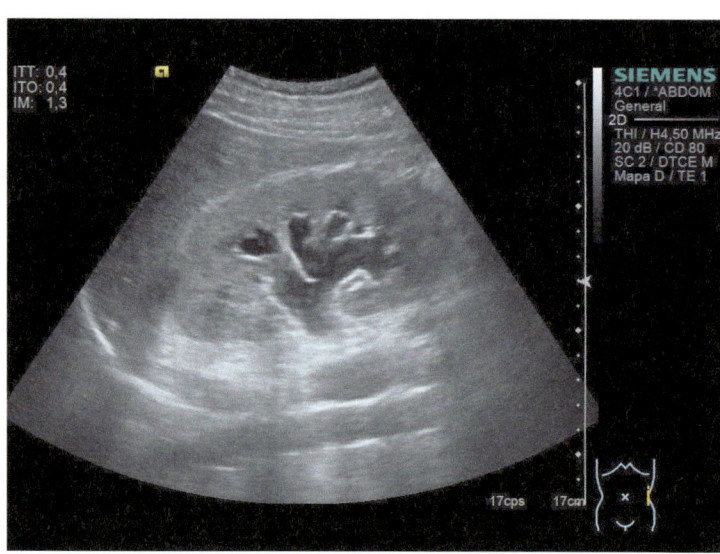

Vídeo 8-19

Figura 8-31. Hidronefrosis grado II (leve). Dilatación de la pelvis renal (leve) y parcial de los cálices, sin atrofia parenquimatosa.

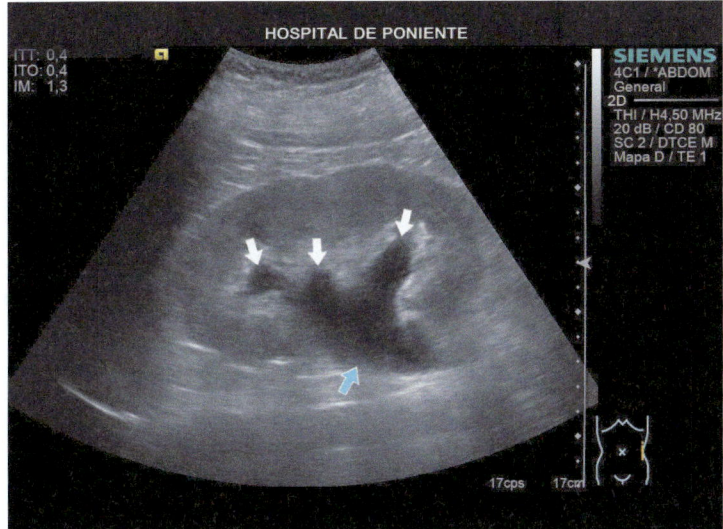

Vídeo 8-20

Figura 8-32. Hidronefrosis grado III. Imagen en escala de grises: dilatación moderada de la pelvis renal (flecha azul) y cálices (flechas blancas), aplanamiento de las papilas. Se puede observar un ligero adelgazamiento cortical.

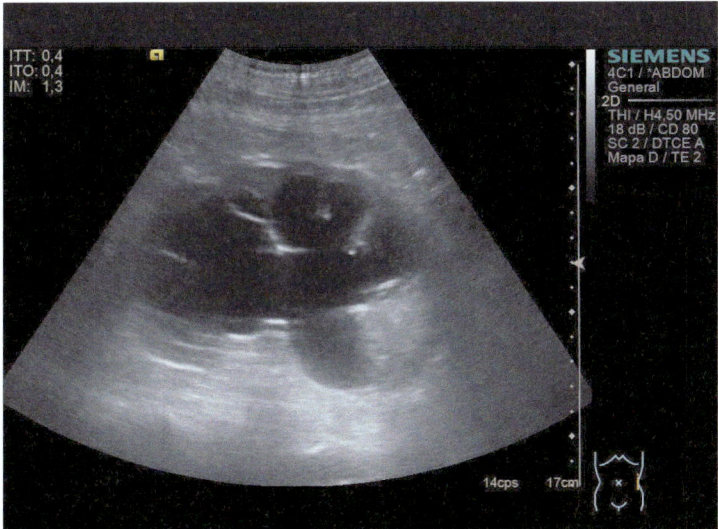

Vídeo 8-21

Figura 8-33. Hidronefrosis grado IV. Imagen en escala de grises: dilatación macroscópica de la pelvis renal y los cálices, que aparecen abombados; pérdida de los bordes entre la pelvis renal y los cálices; atrofia renal vista como adelgazamiento cortical.

Vídeo 8-22

Figura 8-34. Poliquistosis. Imagen en escala de grises donde se visualiza un corte longitudinal de riñón izquierdo, donde se evidencia un riñón izquierdo aumentado de tamaño debido a múltiples quistes renales simples (anecoicos, con paredes finas y bien definidas, con refuerzo acústico posterior y artefacto de sombra lateral).

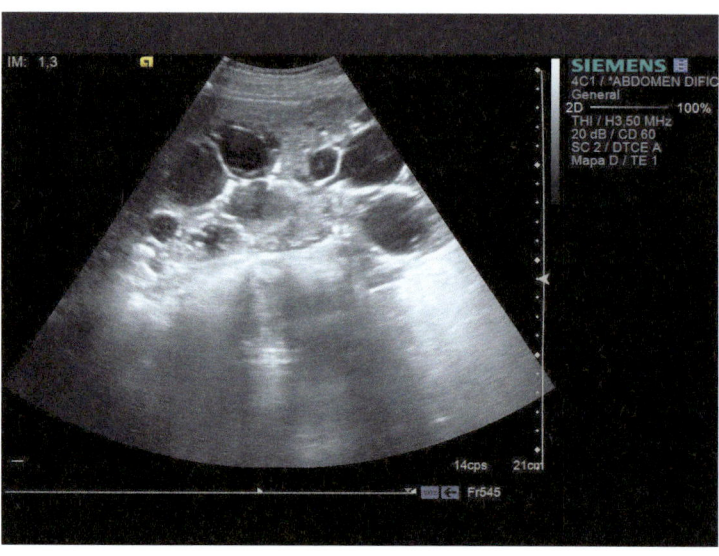

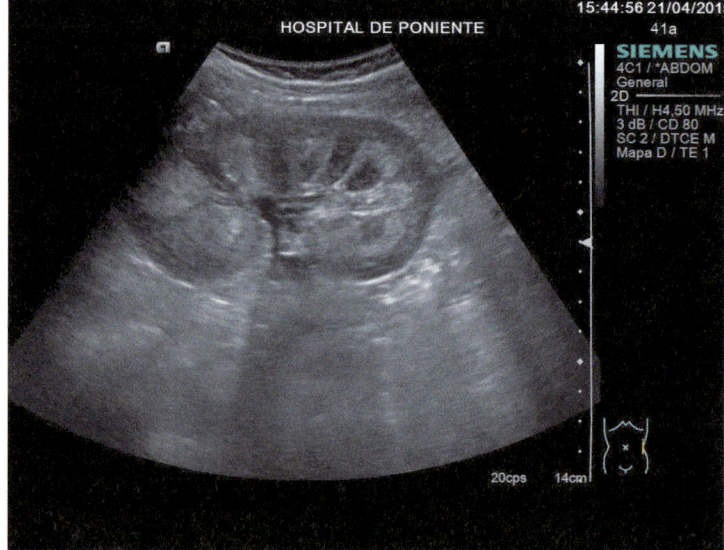

Figura 8-35. Nefrocalcinosis. Imagen en escala de grises donde se visualiza una médula renal hiperecogénica, por depósito de calcio que en estadios más avanzados se visualizan completamente calcificados con sombra acústica posterior, en una paciente con acidosis tubular tipo I.

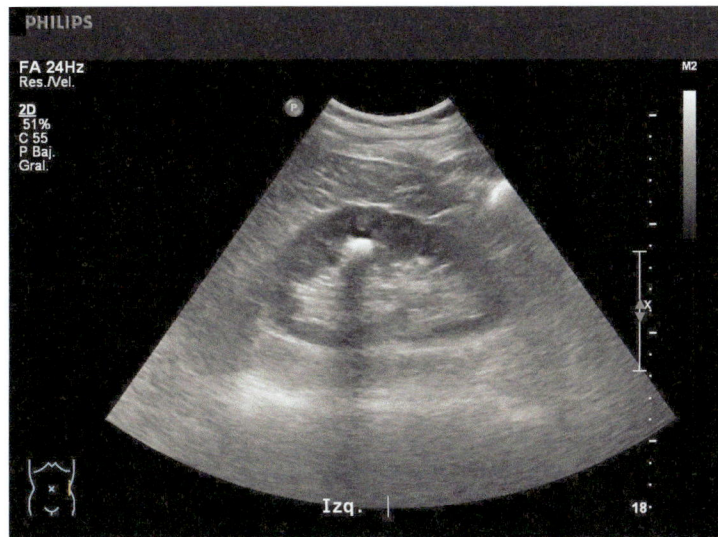

Figura 8-36. Litiasis renal I.
Imagen hiperecogénica con sombra acústica posterior. Correspondiente a litiasis no obstructiva localizada en grupo calicial medio.

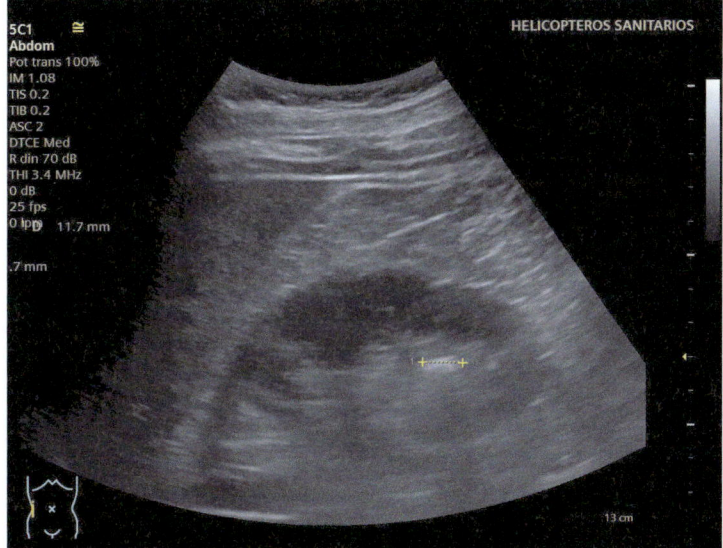

Figura 8-37. Litiasis renal II.
Imagen hiperecogénica con discreta sombra acústica posterior. Correspondiente a litiasis no obstructiva localizada en grupo calicial inferior.

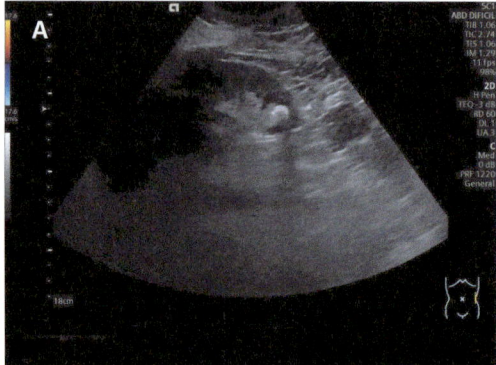 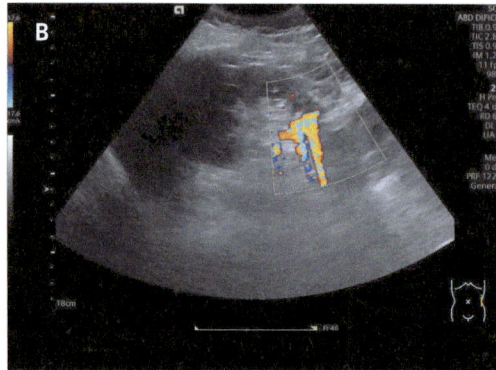

Figura 8-38. Litiasis renal III con centelleo *(twinkling)*. A) Imagen hiperecogénica con sombra acústica posterior, localizada en grupo calicial inferior, correspondiente a litiasis renal. **B)** La activación del Doppler color ayuda a identificar litiasis a través al artefacto de centelleo o «twinkling».

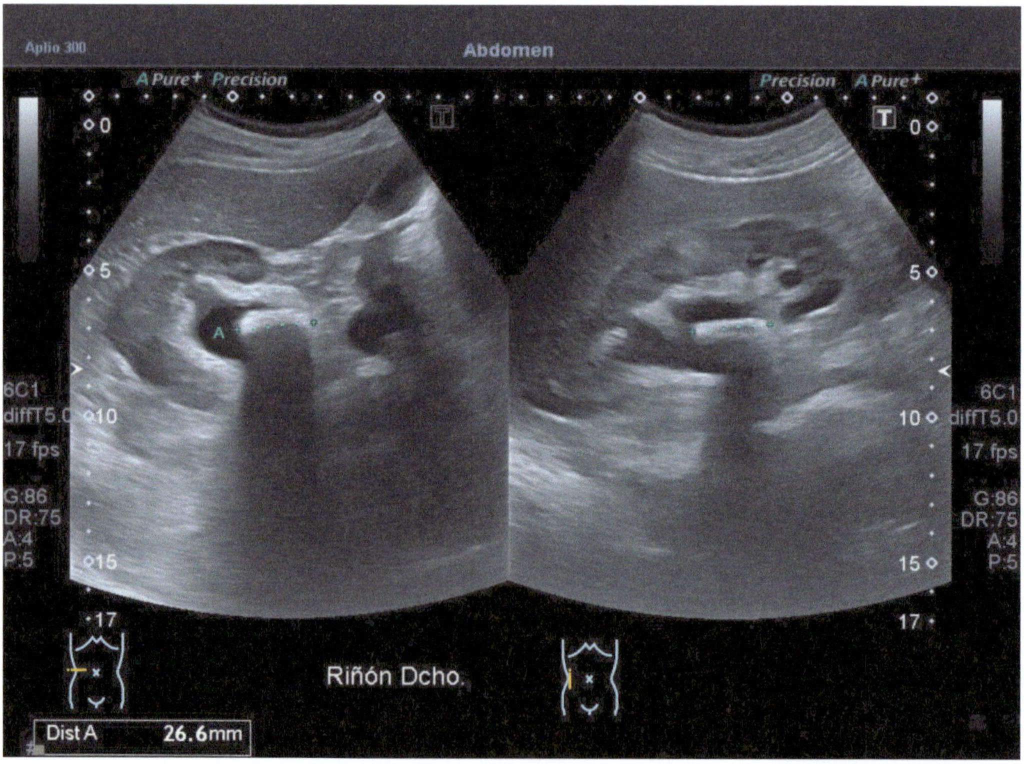

Figura 8-39. Hidronefrosis grado II, secundaria a litiasis obstructiva. Litiasis renal obstructiva de gran tamaño, enclavada en la pelvis renal. Imagen hiperecogénica en pelvis renal de riñón derecho, que deja sombra acústica posterior, y produce una ectasia grado II.

Vídeo 8-23

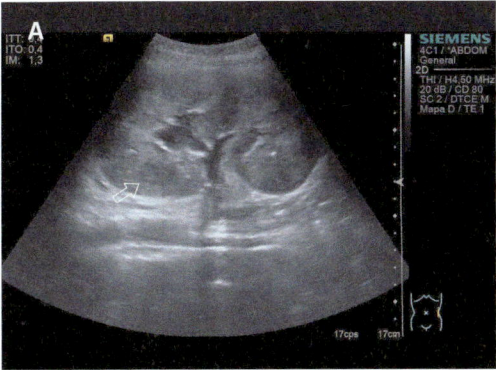
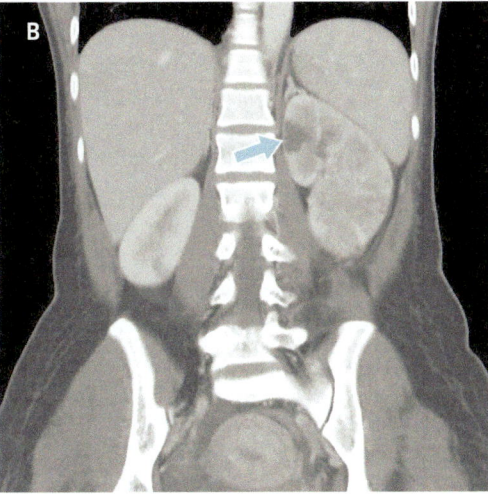

Vídeo 8-24

Figura 8-40. Pielonefritis. A) Imagen en escala de grises donde se evidencia un aumento del tamaño renal, una ectasia de la vía urinaria y disminución del tamaño del seno renal debido al edema. Las áreas de nefritis se presentan como zonas de pérdida de diferenciación córticomedular (flecha transparente). **B)** TCMC en reconstrucción coronal que muestra agrandamiento del riñón izquierdo, con edema y zonas de absceso en polo superior (flecha azul).

Patología nodular

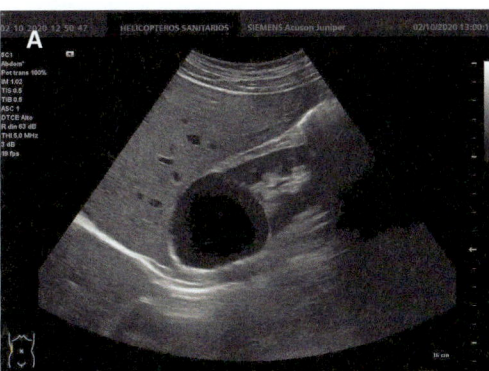
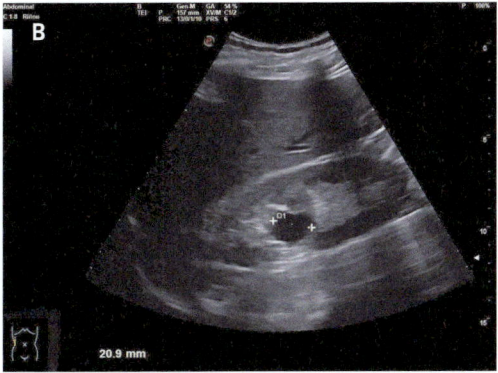

Figura 8-41. Quiste simple cortical y sinusal. A) Quiste cortical simple localizado en el polo superior del riñón derecho donde se observa una imagen anecoica con refuerzo acústico posterior. **B)** Quiste sinusal simple, localizado a nivel de la médula renal, presentando las características quísticas que son la anecogenicidad, el refuerzo acústico posterior y la ausencia de pared, o pared muy fina.

Vídeo 8-25

Figura 8-42. Quiste complicado. Imagen en escala de grises donde se visualiza un corte longitudinal de riñón derecho, donde a nivel de su polo inferior se objetiva una imagen quística, con contenido ecogénico, sin paredes, con refuerzo posterior y artefacto de sombra lateral en sus bordes.

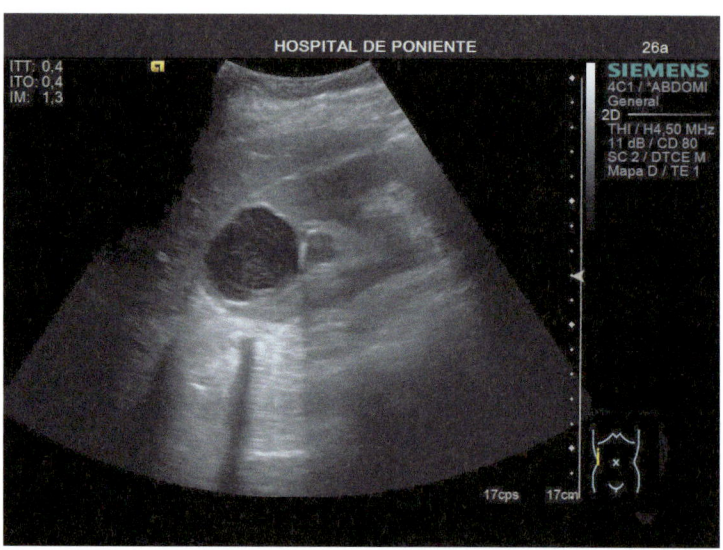

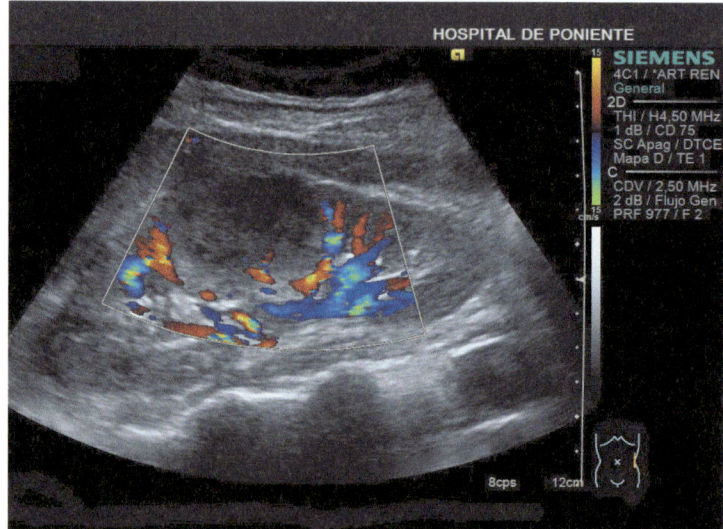

Figura 8-43. Absceso renal. Aparece como un área hipoecoica bien definida dentro de la corteza o el parénquima córticomedular.

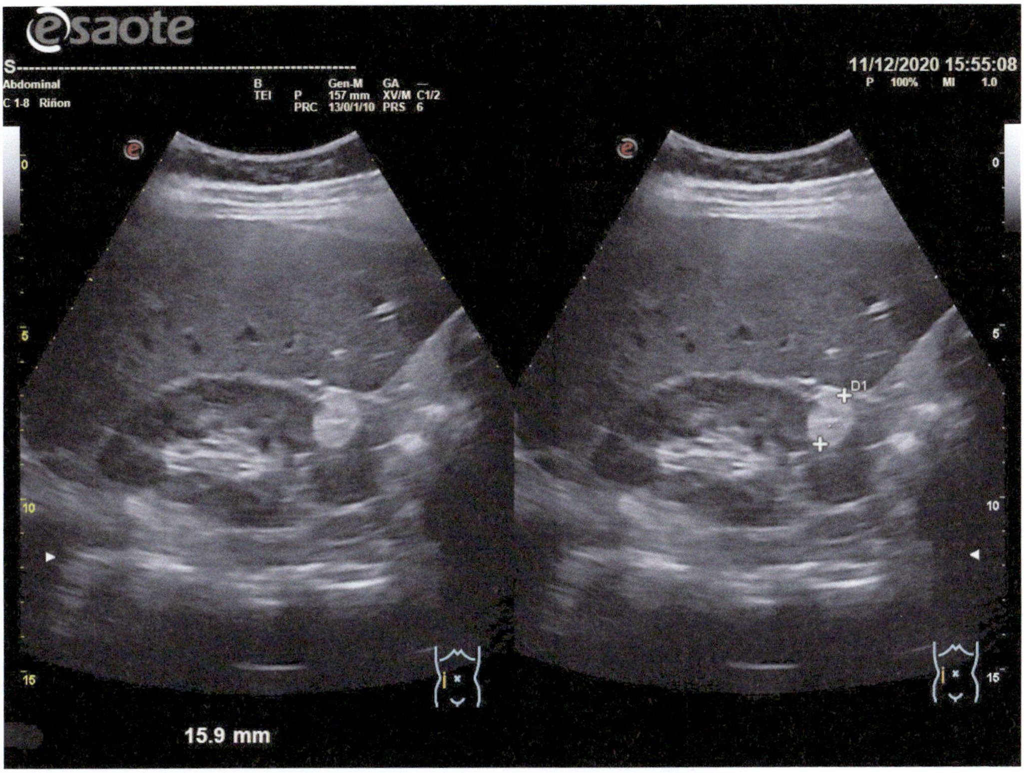

Figura 8-44. Angiomiolipoma. Lesión hiperecogénica, localizada en la corteza y con atenuación del haz posteriormente (de la misma manera que el haz se atenúa por un hígado graso).

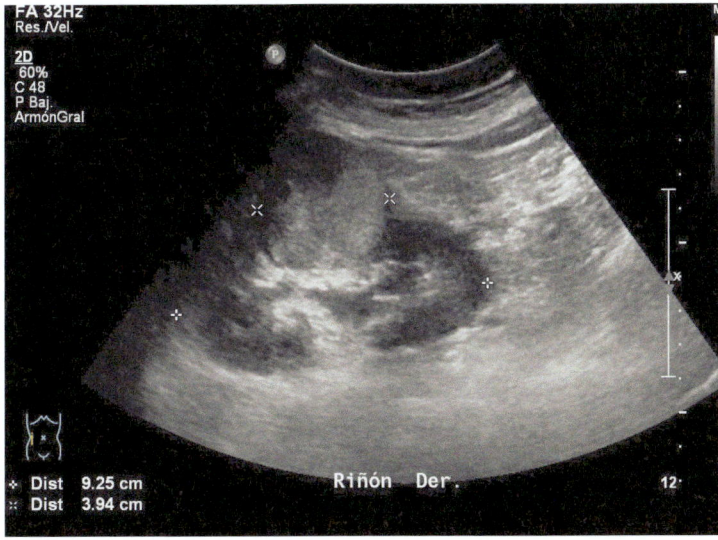

Figura 8-45. Carcinoma renal. Masa sólida en tercio medio de riñón derecho.

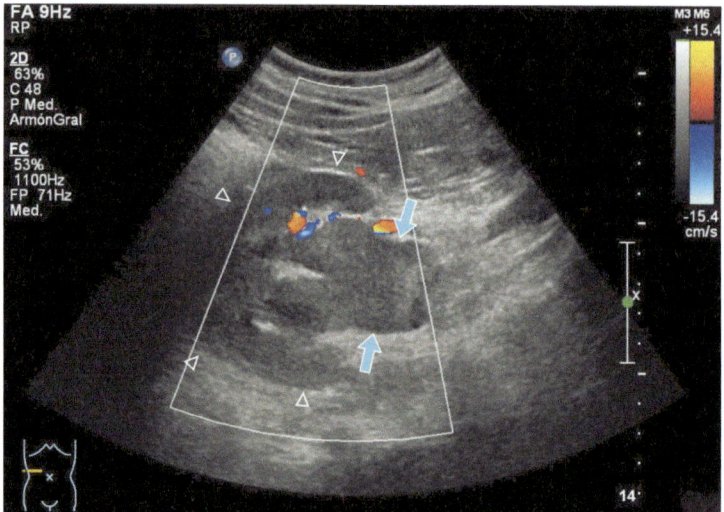

Figura 8-46. Carcinoma urotelial de pelvis renal. Corte transversal del riñón derecho, en el que se observa una ocupación de la pelvis renal (como si fuera un «molde») por una masa hipoecoica (flechas azules). Tómese como referencia cortical renal en forma de herradura (puntas de flecha transparentes).

Patología pseudotumoral

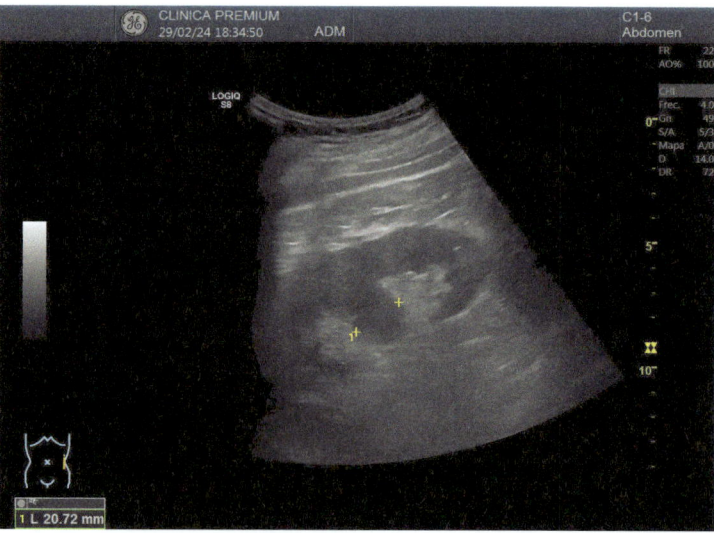

Figura 8-47. Hipertrofia de columna de Bertin. Pseudomasa de ecogenicidad homogénea y continua con la corteza renal; la masa «divide» o «marca» el seno renal. A esta variante anatómica se la conoce como «tumor del principiante» por su aspecto pseudotumoral.

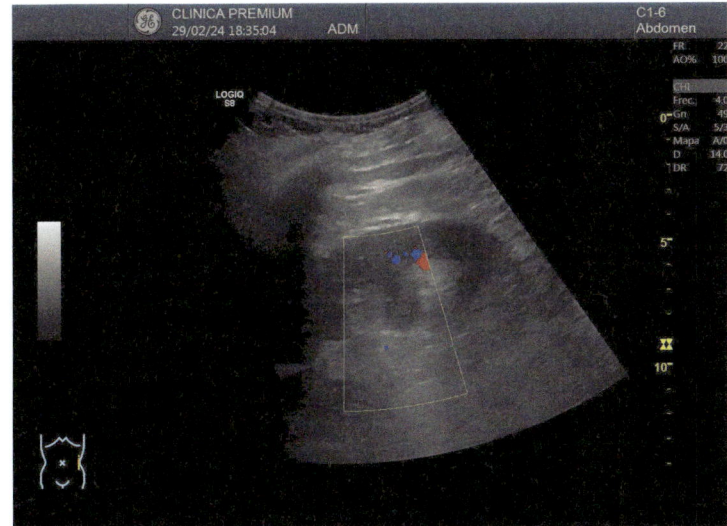

Vídeo 8-26

Figura 8-48. Hipertrofia de columna de Bertin. La ausencia de captación del Doppler color apoya el diagnóstico y ayuda a diferenciarlo de un tumor (imagen del caso anterior).

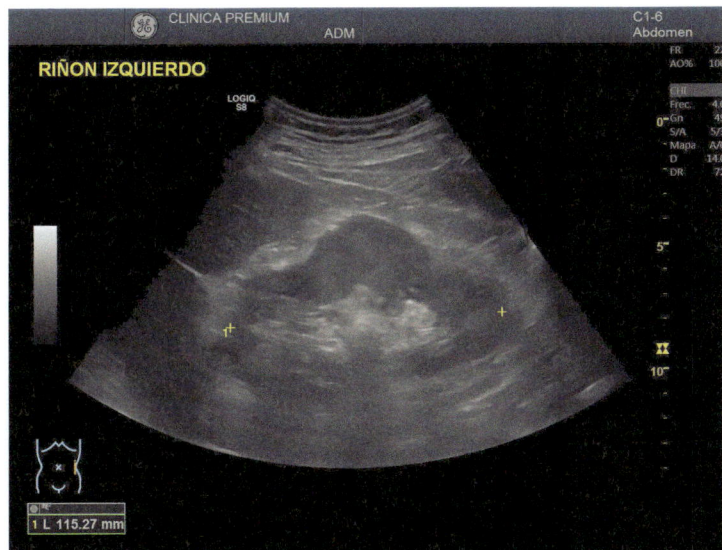

Figura 8-49. Joroba de dromedario / giba esplénica. Variante de la normalidad, donde a nivel interpolar se observa una lobulación que da una imagen de pseudotumor.

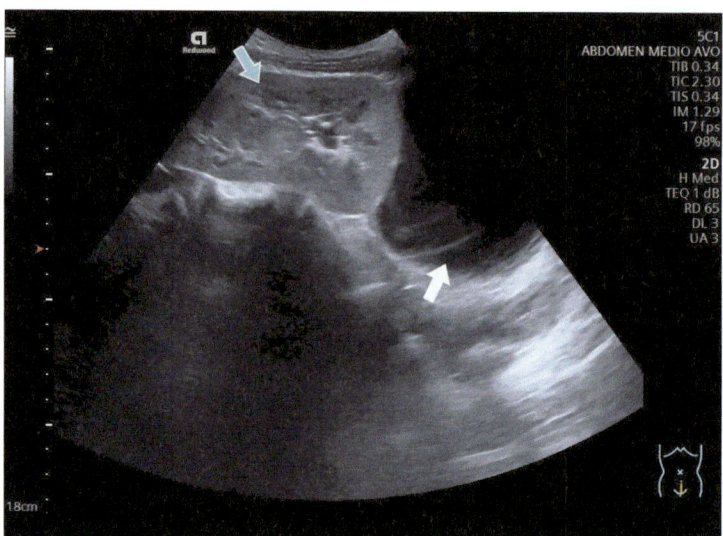

Vídeo 8-27

Figura 8-50. Riñón ectópico pélvico. Imagen en escala de grises donde se visualiza un corte longitudinal de vejiga (flecha blanca), objetivando un riñón izquierdo ectópico (flecha azul) localizado a nivel supravesical.

SUPRARRENALES

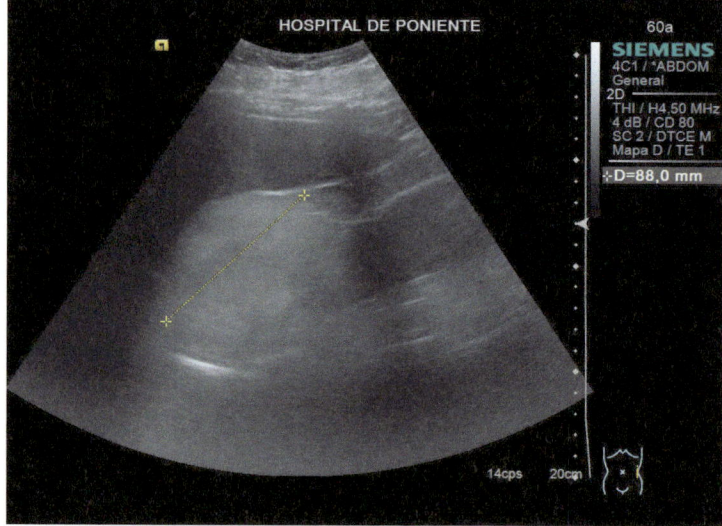

Figura 8-51. Mielolipoma suprarrenal. Masa hiperecogénica (contenido de grasa) a nivel suprarrenal. Se trata de un tumor suprarrenal en el que el componente graso es a menudo el rasgo predominante, por esa razón se visualiza como una masa hiperecogénica (aspecto similar al angiomiolipoma renal).

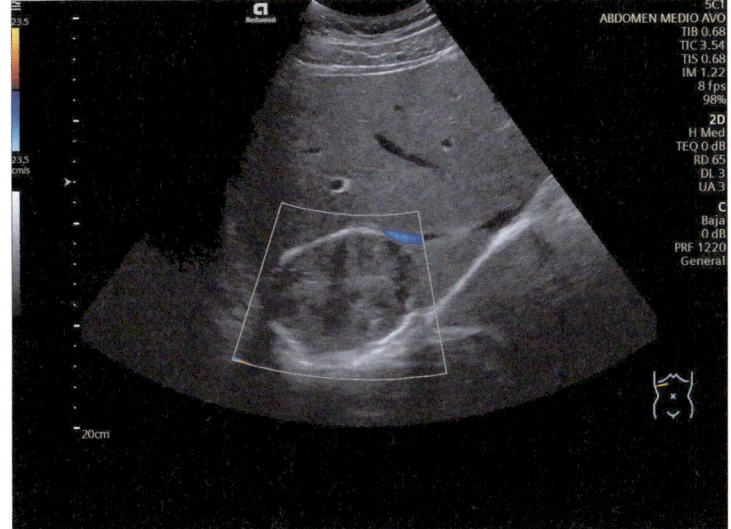

Vídeo 8-28

Figura 8-52. Metástasis suprarrenal. Lesión sólida, bien definida a nivel suprarrenal en paciente diagnosticado de cáncer de pulmón.

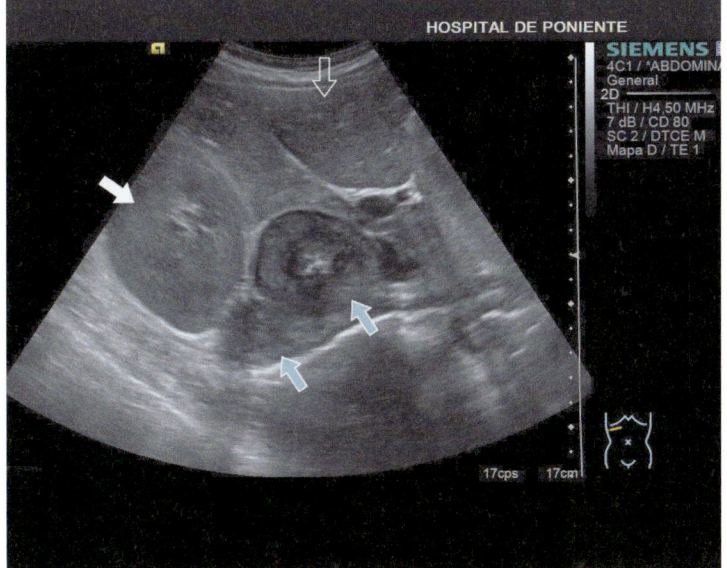

Vídeo 8-29

Figura 8-53. Feocromocitoma. Masa sólida bilobulada, heterogénea de unos 77 mm en glándula suprarrenal derecha (flechas azules). Es una causa rara pero clásica de hipertensión secundaria no controlada. Nótese como referencia anatómica el riñón derecho en corte transversal (flecha blanca) y el hígado (flecha transparente).

BAZO

Vídeo 8-30

Figura 8-54. Esplenomega-lia. Corte longitudinal en flanco izquierdo donde se muestra el bazo en un corte longitudinal, que mide 297,6 mm, en relación con esplenomegalia en el contexto clínico de paciente con policitemia vera. Imagen realizada con la función de «imagen panorámica» que tienen algunos ecógrafos y permite visualizar estructuras en toda su extensión que debido a su tamaño no entran en la pantalla.

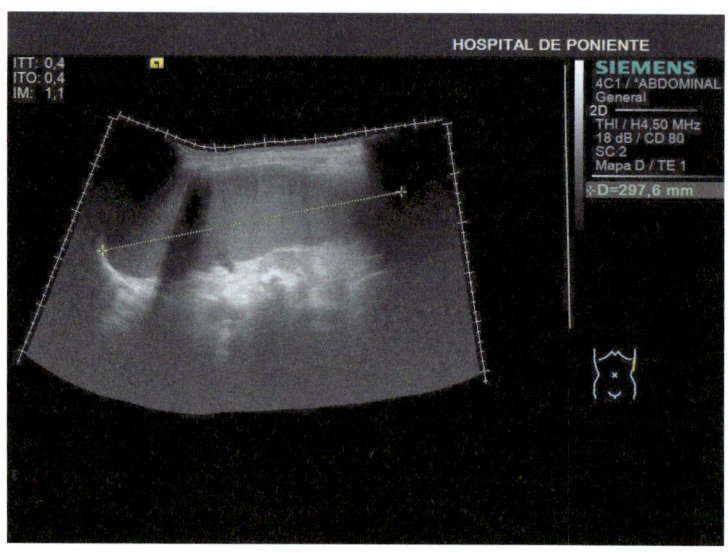

Vídeo 8-31

Figura 8-55. Bazo accesorio. Corte longitudinal en flanco izquierdo donde se muestra el bazo en un corte longitudinal y una imagen redondeada (flecha azul), isoecogénica con el bazo, cercana al hilio esplénico.

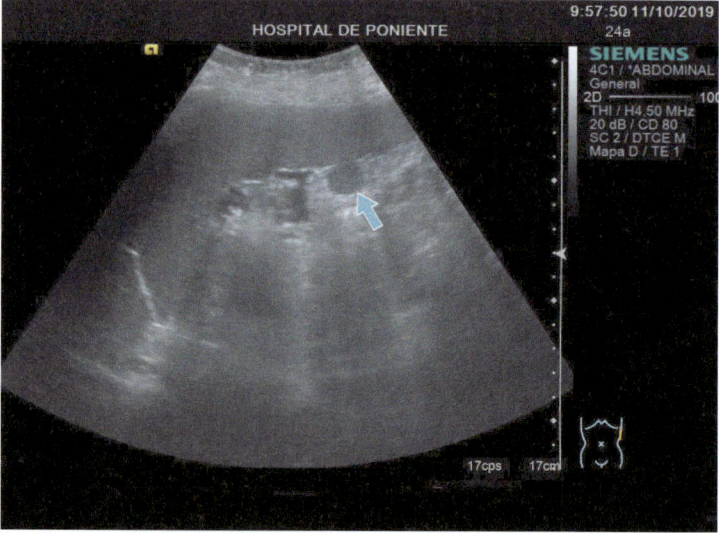

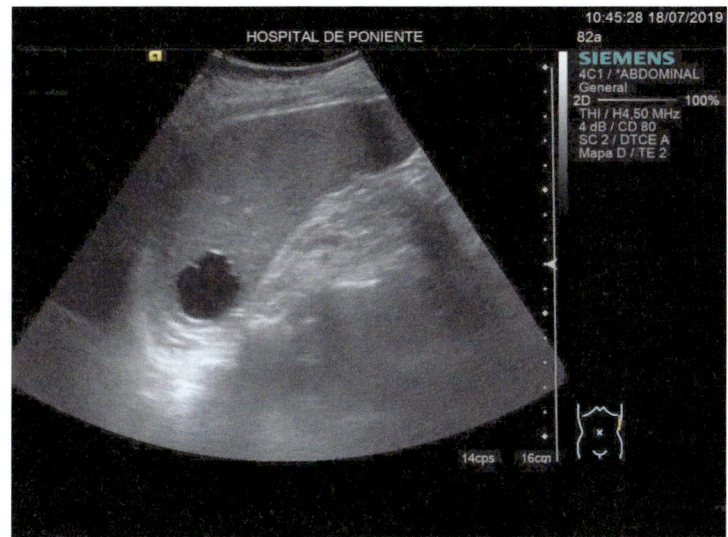

Figura 8-56. Quiste esplénico. Imagen en escala de grises de corte longitudinal en flanco izquierdo donde se muestra el bazo en un corte longitudinal, donde se objetiva una imagen anecogénica, sin paredes y con refuerzo posterior, en el polo superior del bazo, en relación con quiste simple (LOE más frecuente del bazo).

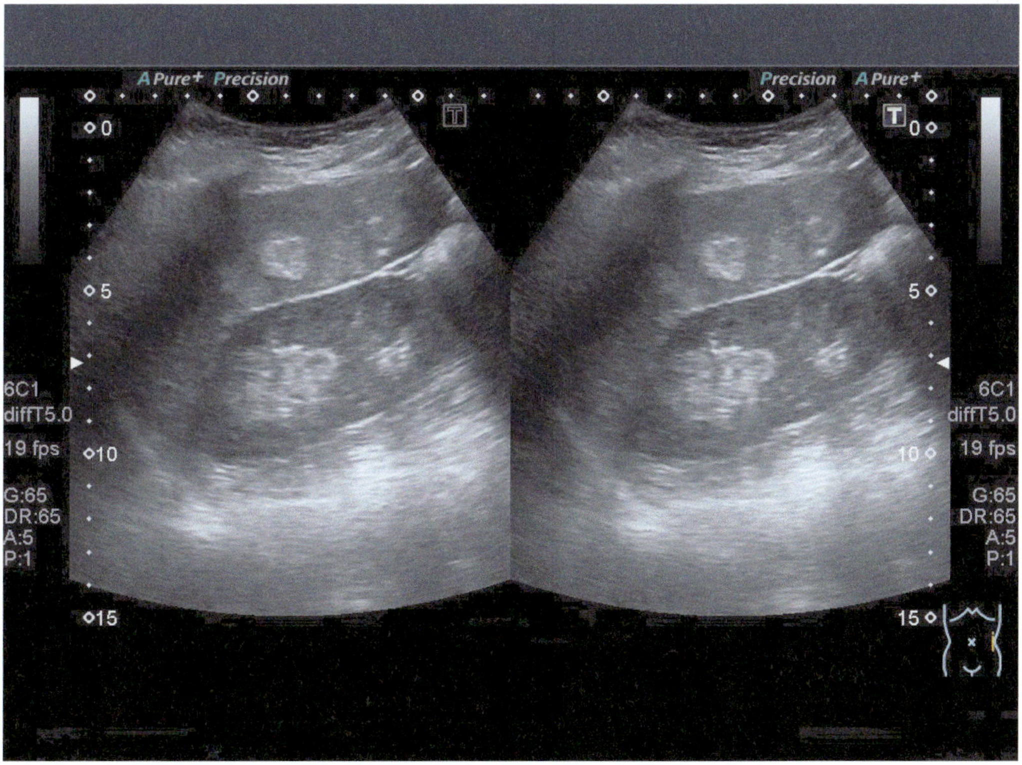

Figura 8-57. Múltiples hemangiomas esplénicos. Corte longitudinal del bazo, donde se objetivan múltiples imágenes hiperecogénicas distribuidas de forma difusa por todo el parénquima esplénico. Nótese como referencia el riñón izquierdo en el plano profundo de la imagen.

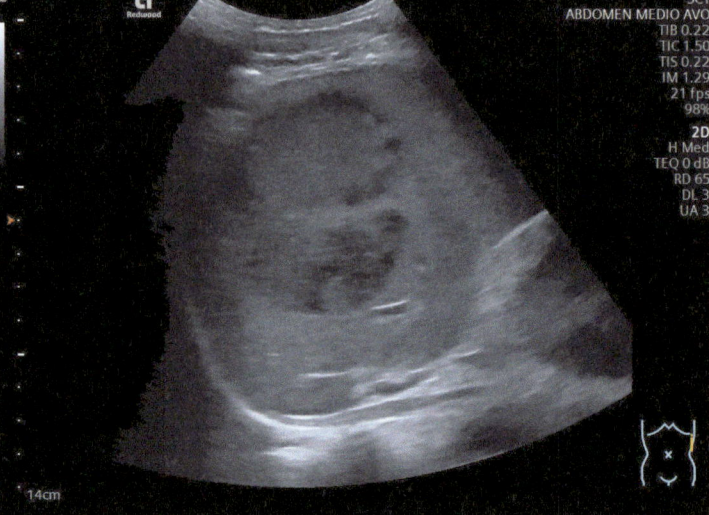

Figura 8-58. LOE esplénica. Corte longitudinal en flanco izquierdo donde se muestra el bazo en un corte longitudinal, donde se objetiva una gran lesión ocupante de espacio (LOE), inhomogénea y mal delimitada, con diagnóstico anatomopatológico obtenido mediante biopsia con aguja gruesa de quiste epidermoide.

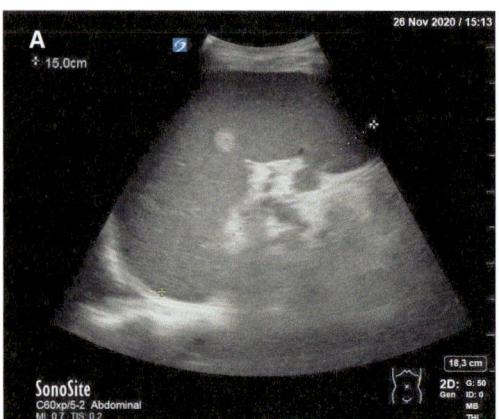
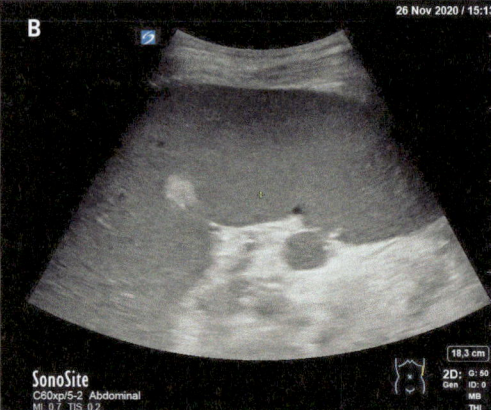

Figura 8-59. Esplenomegalia, hemangioma esplénico y bazo accesorio. A) Corte longitudinal del bazo en el que se observa un aumento del diámetro cráneo-caudal en relación con esplenomegalia, una imagen hiperecogénica que corresponde a un hemangioma esplénico y una imagen nodular perihiliar isoecogénica respecto al bazo, que corresponde con un bazo accesorio. **B)** Imagen ampliada.

AORTA

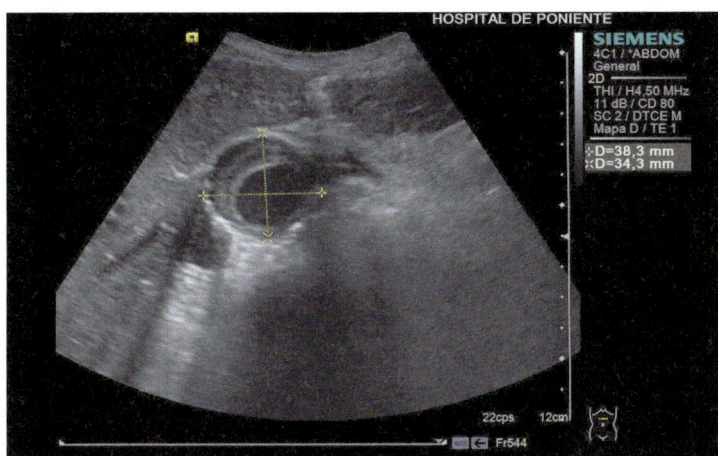

Figura 8-60. Aneurisma de aorta abdominal I. Corte transversal a nivel epigástrico donde se observa un aneurisma de aorta con la pared parcialmente trombosada (imagen en escala de grises).

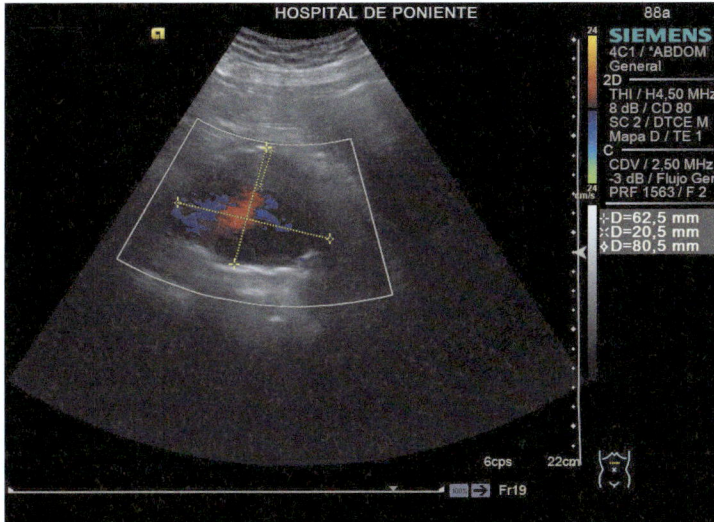

Figura 8-61. Aneurisma de aorta abdominal II. Corte transversal a nivel epigástrico donde se observa un aneurisma de aorta con la pared parcialmente trombosada en imagen Doppler color, con flujo en su interior; hay que hacer todas las mediciones posibles (aneurisma en toda su longitud; diámetro anteroposterior, transversal, diámetro del espesor del trombo y de la luz residual).

Vídeo 8-32

Figura 8-62. Aneurisma de aorta abdominal III. Gran aneurisma de aorta abdominal que alcanza los 8 cm de diámetro, con trombo friable en su pared.

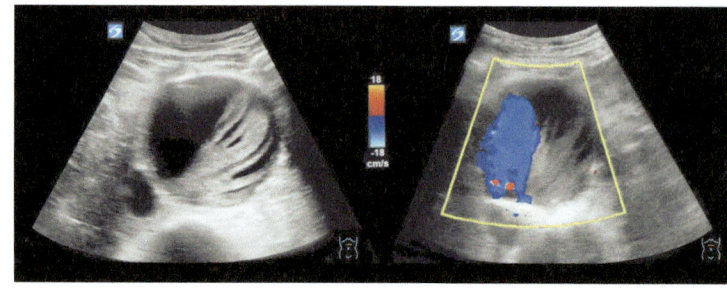

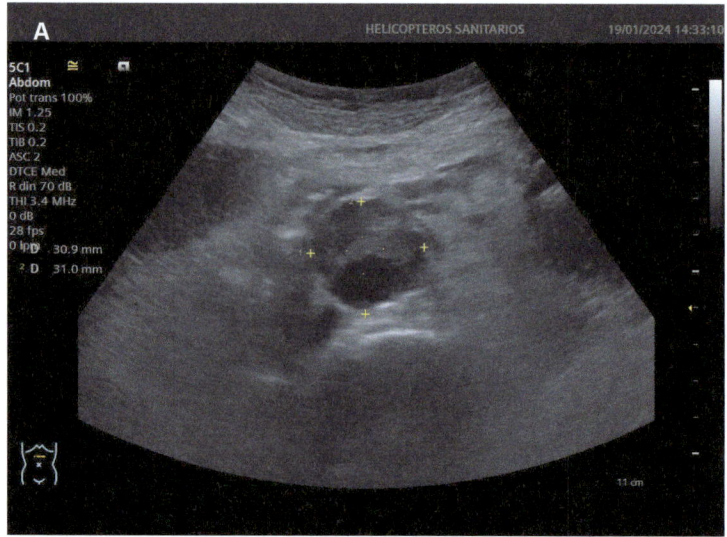

Figura 8-63. Ectasia de aorta abdominal. Imagen que morfológicamente presenta características similares al caso anterior, sin embargo, el diámetro de la aorta no llega al rango de aneurisma (< 35 mm), considerándose ectasia cuando el diámetro se encuentra entre 25 y 35 mm. **A)** Corte tranversal. **B)** Corte longitudinal, en el que se observa la morfología sacular de la ectasia (como el vientre de una mujer embarazada), ocupada por un trombo.

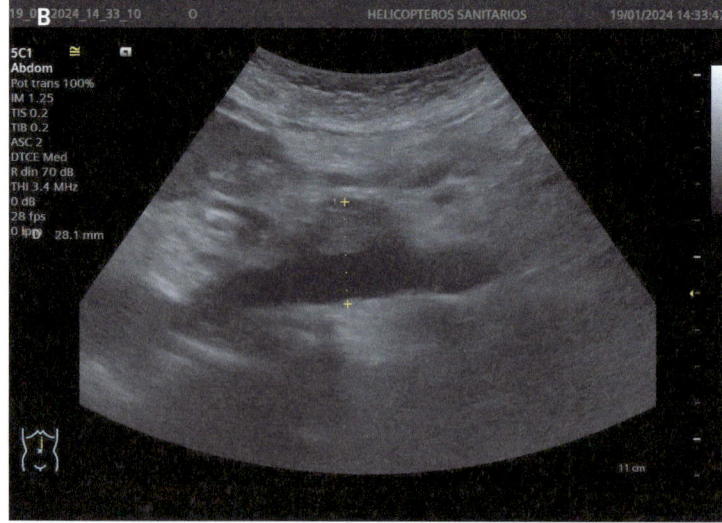

VEJIGA

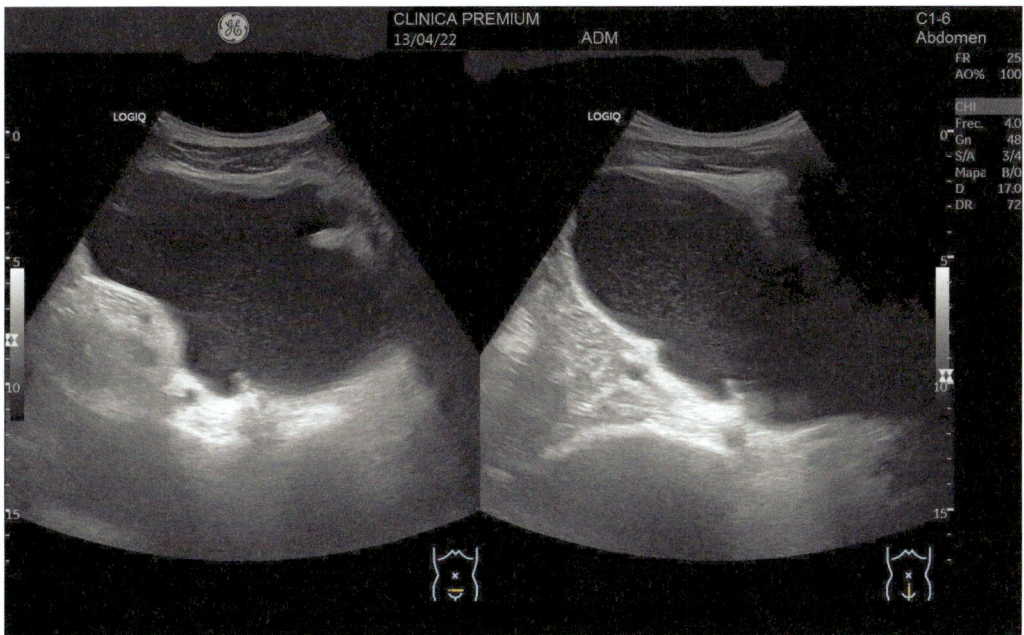

Figura 8-64. Vejiga neurógena. Corte longitudinal y transversal suprapúbico donde se objetiva una vejiga con gran cantidad de orina residual postmiccional. A nivel estructural se observan divertículos, trabeculaciones e irregularidades que se proyectan al interior de la vejiga.

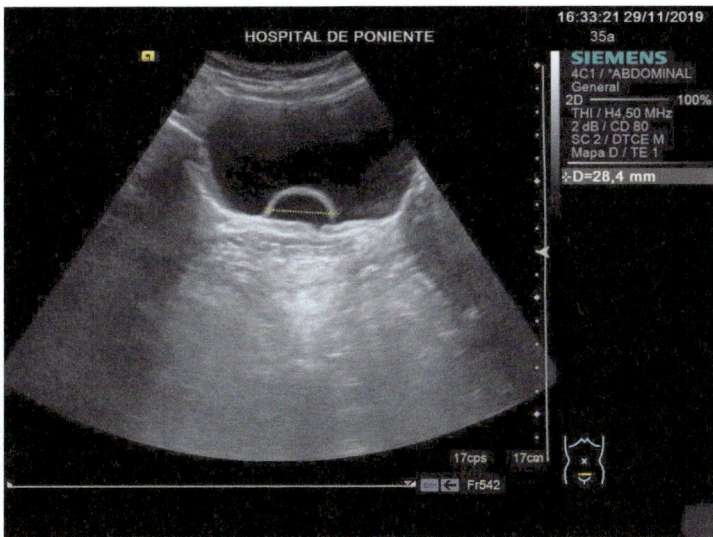

Figura 8-65. Ureterocele. Imagen intravesical de aspecto quístico, con pared delgada, localizada a nivel del meato ureteral derecho.

Vídeo 8-33
Vídeo 8-34

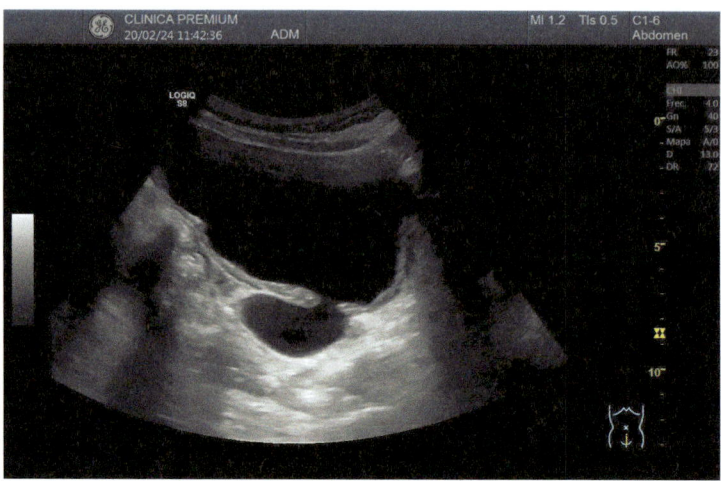

Figura 8-66. Divertículo vesical. Imagen en escala de grises donde se visualiza un corte longitudinal de la vejiga, donde se evidencia una imagen sacular que sale de la pared de la vejiga, debido a una herniación de la mucosa. Los divertículos pueden ser únicos o múltiples, pudiendo variar el tamaño considerablemente.

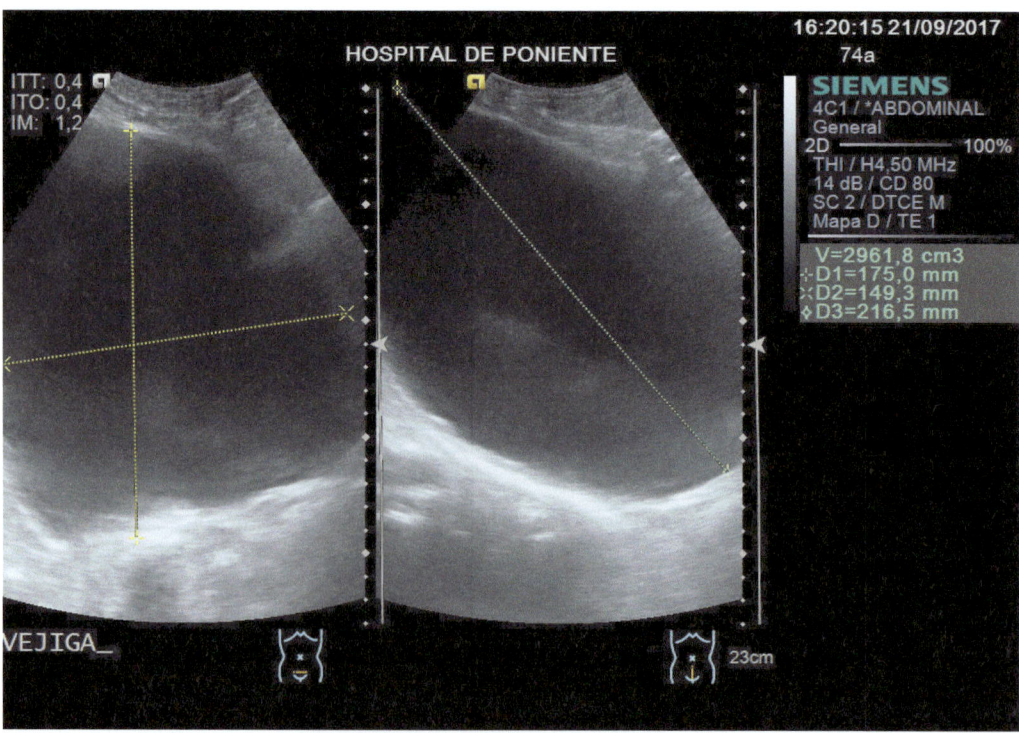

Figura 8-67. Retención aguda de orina (globo vesical). Retención aguda de orina severa con un volumen de casi 3 litros.

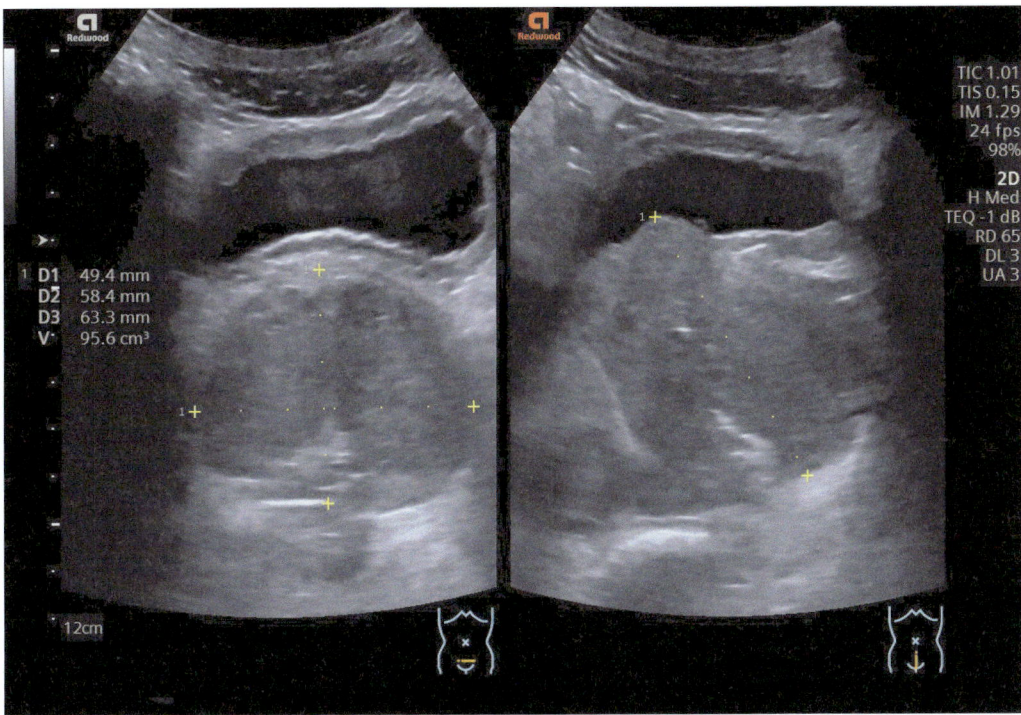

Figura 8-68. **Vejiga de lucha (con hiperplasia prostática benigna).** Corte longitudinal y transversal supra-púbico donde se objetiva una vejiga con paredes engrosadas y próstata aumentada de tamaño, hipoecoica o de ecogenicidad mixta con un volumen de 95,6 mm.

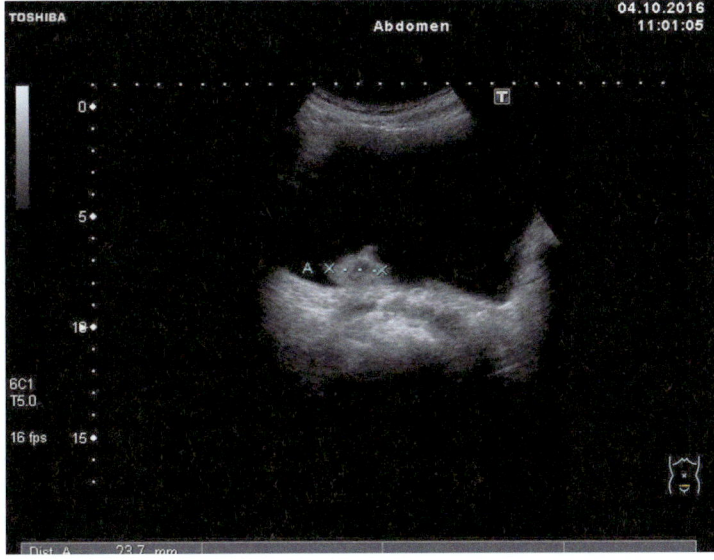

Figura 8-69. Tumor vesical. Neoplasia de vejiga de 23 mm, que se observa como una masa que crece hacia la cavidad vesical, de aspecto sólido, hiperecogénica e irregular, localizada en la pared posterior a nivel del meato derecho.

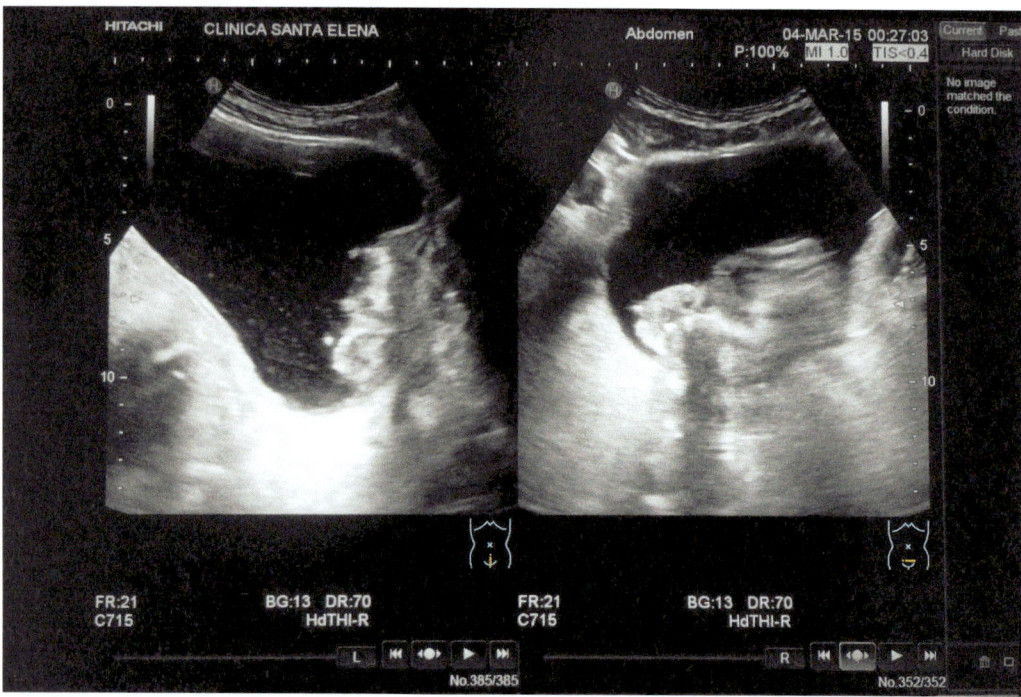

Figura 8-70. Tumor vesical. Gran tumor invasivo del suelo vesical, en que se puede observar una masa de márgenes irregulares, heterogénea y calcificaciones intratumorales. Imagen cortesía del Dr. E. Sánchez de Badajoz.

PRÓSTATA

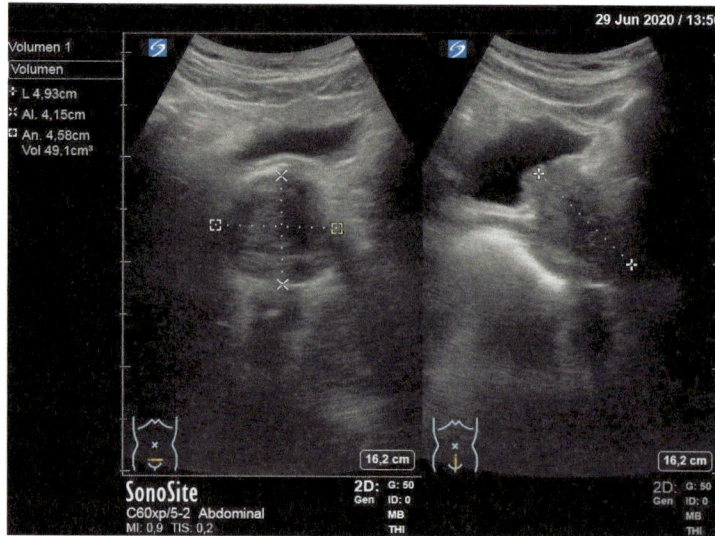

Figura 8-71. Hiperplasia prostática benigna grado II (30 a 50 mL). Próstata moderadamente aumentada de tamaño, presentando un volumen glandular de 49 mL.

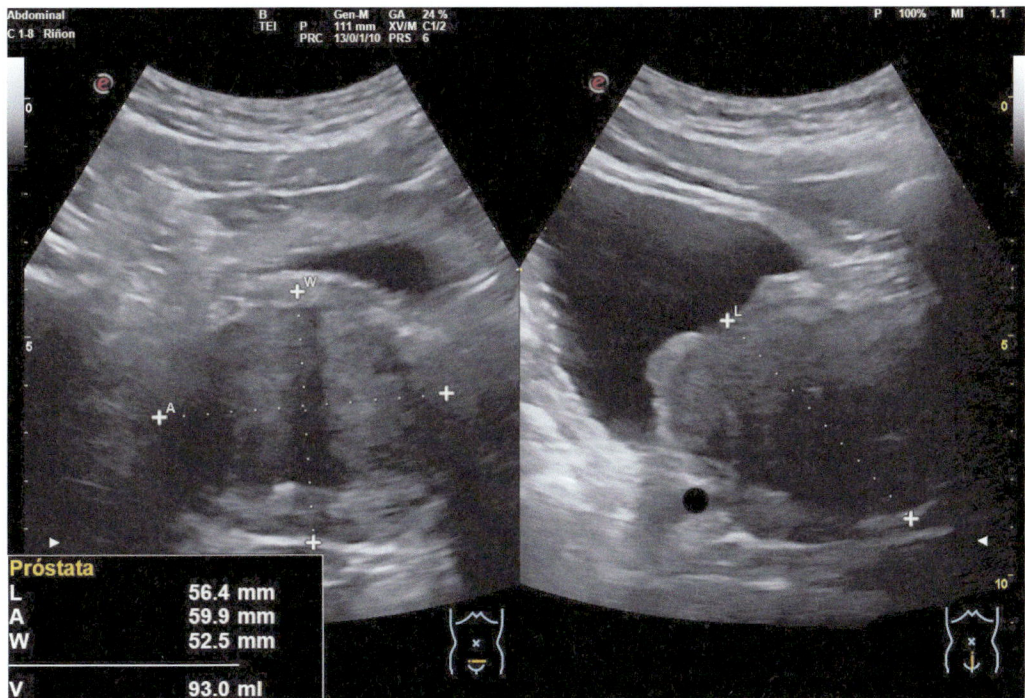

Figura 8-72. Hiperplasia prostática benigna grado IV (mayor de 90 mL). Próstata severamente aumentada de tamaño, presentando un volumen glandular de 93 mL, produciendo una importante impronta en el interior de la vejiga.

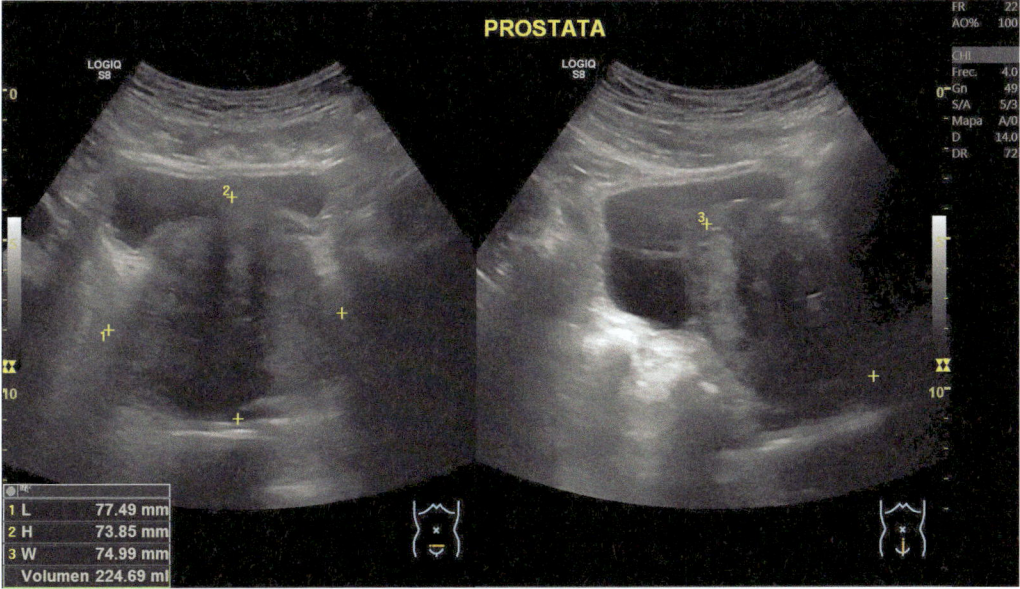

Figura 8-73. Hiperplasia prostática benigna grado IV. Próstata muy severamente aumentada de tamaño, presentando un volumen glandular de 224 mL.

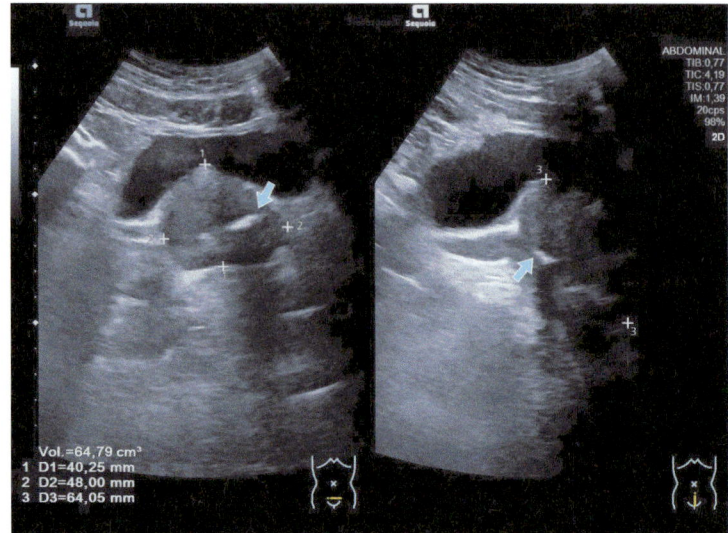

Figura 8-74. Calcificación intraglandular. Corte longitudinal y transversal suprapúbico donde se objetivan focos ecogénicos intraglandulares con sombra acústica (flechas azules) posterior.

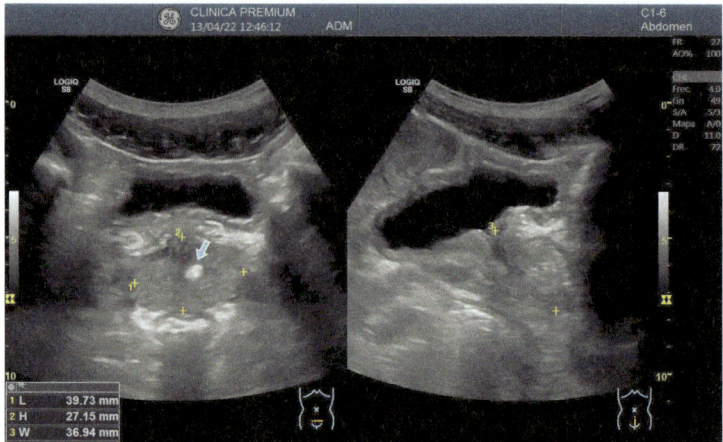

Figura 8-75. Cuerpos amiloides. Los cuerpos amilodes son imágenes hiperecogénicas que se encuentran frecuentemente en la próstata (flecha azul). A diferencia de las calcificaciones estos no producen sombra acústica posterior. Además, carecen de relevancia clínica y se los asocia con tejido secuelar de infecciones agudas antiguas.

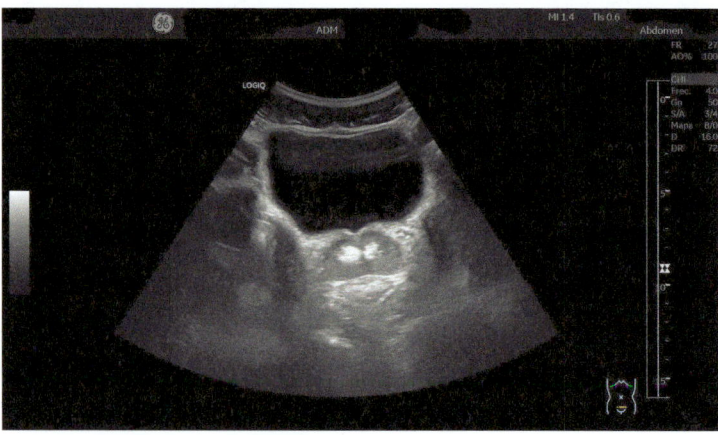

Figura 8-76. Cuerpos amiloides. Otro ejemplo de cuerpos amiloides, en este caso, en ambos lóbulos.

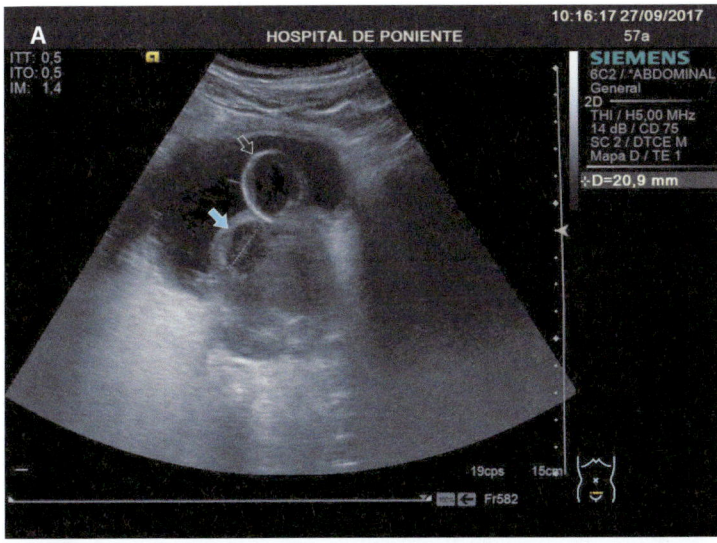

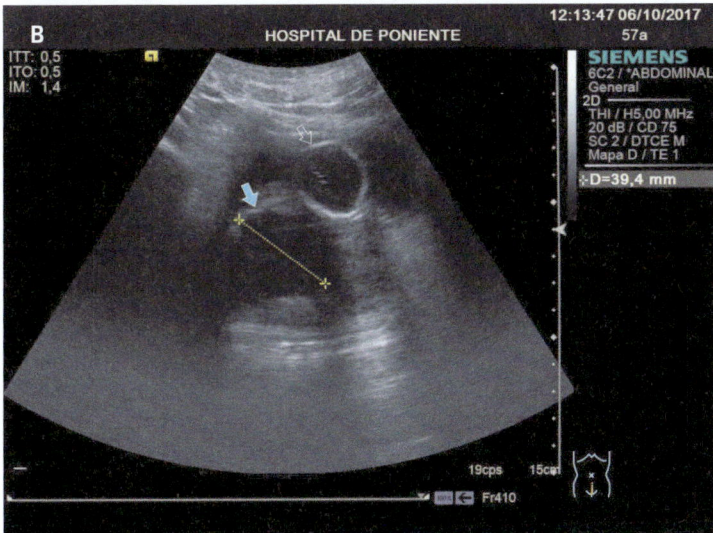

Figura 8-77. Absceso prostático. A) y **B)** Corte transversal y longitudinal, respectivamente, a nivel suprapúbico donde se objetivan áreas hipoecoicas mal definidas (flecha azul) dentro de una próstata agrandada y/o distorsionada (flecha azul). Puede haber ecos no homogéneos dentro de estas áreas mal definidas. En el interior de la vejiga se puede observar el balón de la sonda vesical (flecha transparente).

GINECO-OBSTÉTRICA

Vídeo 8-35

Figura 8-78. Mioma uterino. Corte longitudinal suprapúbico, en el que se observa una imagen hipoecoica, pediculada a nivel de la pared del fondo uterino (punta de flecha blanca). Se trata de un mioma subseroso pediculado (flecha azul). En el interior del útero se observa una imagen hiperecogénica que corresponde al endometrio (punta de flecha transparente).

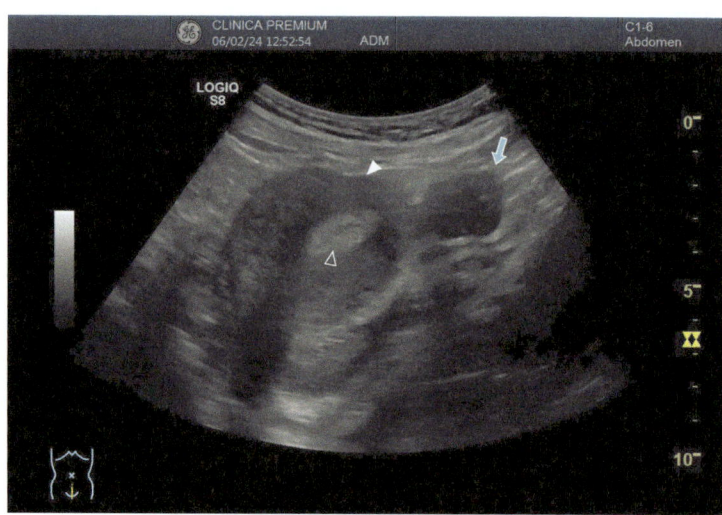

Figura 8-79. Quiste de Naboth. Pequeña imagen anecoica, de aspecto quístico que se localiza a nivel del cuello uterino (flecha azul). Son lesiones benignas que carecen de relevancia clínica dado que no producen síntomas ni requieren tratamiento. En esta paciente también se puede observar una pequeña cantidad de líquido libre en el fondo del saco de Douglas (flecha blanca).

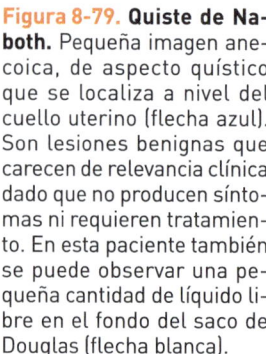

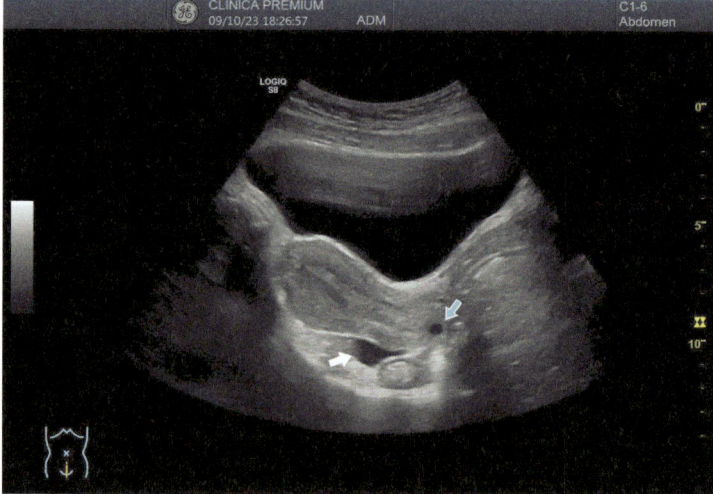

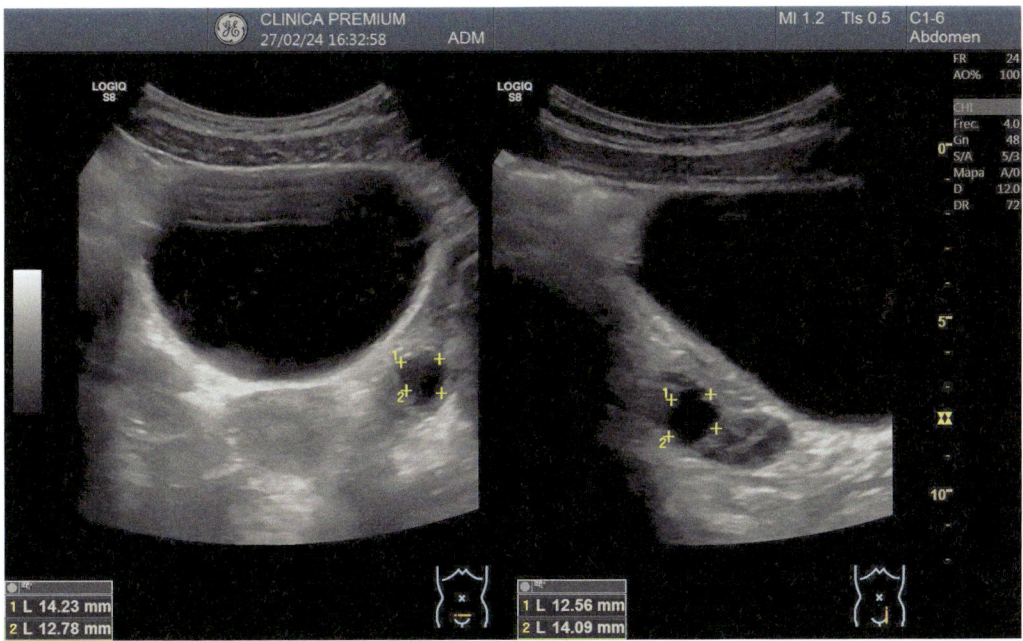

Figura 8-80. Quiste anexial. Cortes transversal (izquierda) y longitudinal (derecha) en doble pantalla, donde se observa una imagen redondeada, anecoica, sin evidencia de pared a nivel del ovario izquierdo. Es un hallazgo ecográfico relativamente frecuente en mujeres en edad reproductiva.

Vídeo 8-36

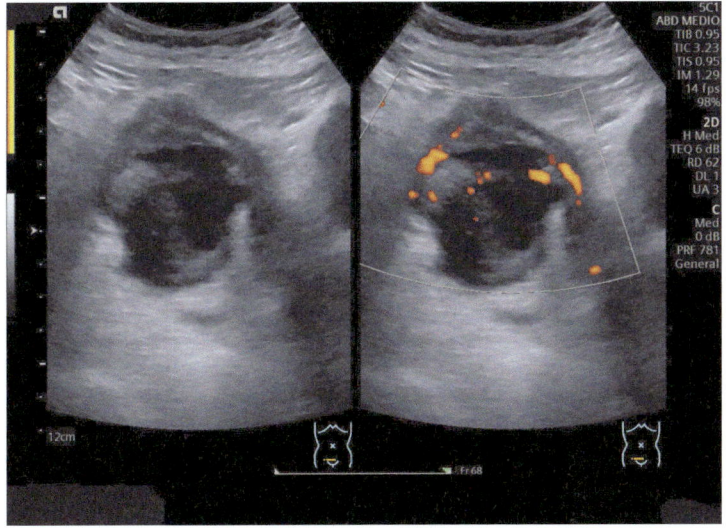

Figura 8-81. Quiste anexial complicado (hemorrágico). Imagen en escala de grises de corte transversal suprapúbico con sonda cónvex, donde se objetiva una imagen ecogénica heterogénea con pared posterior lisa y refuerzo acústico posterior, con ecos y septos; la hemorragia intraquística se presenta con aspecto heterogéneo.

Figura 8-82. Cuerpo lúteo.
Imagen en escala de grises de corte transversal supra-púbico con sonda cónvex, donde se objetiva una imagen redondeada ecogénica, con aumento de la vascularización periférica. El cuerpo lúteo suele tener un diámetro promedio de 2 cm y puede tener una apariencia muy variable (quiste simple, quiste de paredes gruesas, quiste complejo, estructura hipoecoica).

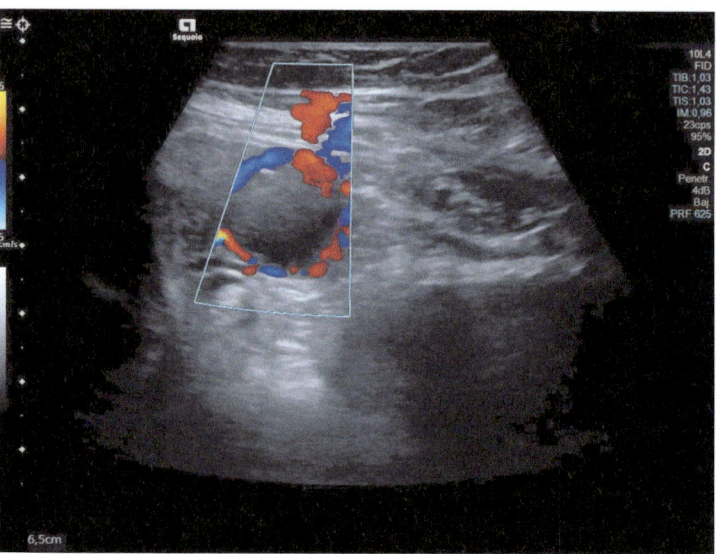

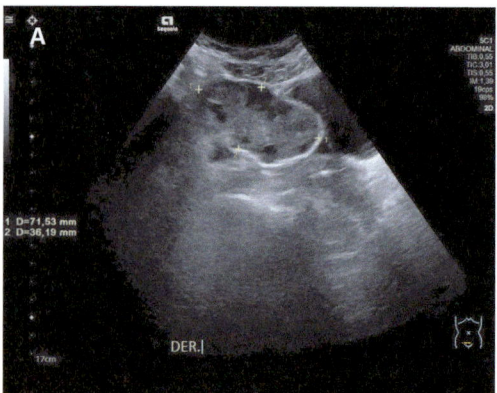

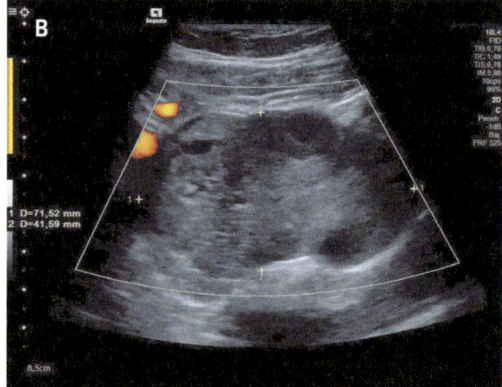

Figura 8-83. Torsión de ovario. A) Imagen en escala de grises obtenida con sonda lineal: el ovario derecho está edematoso, agrandado, hipoecoico con áreas de estoma central hiperecoico y desplazamiento periférico de los folículos. **B)** Imagen Doppler color, con sonda cónvex: no se observa flujo venoso o arterial dentro del ovario en el Doppler color. Obsérvese que se visualiza líquido libre leve alrededor del ovario en la sección transversal.

Vídeo 8-37

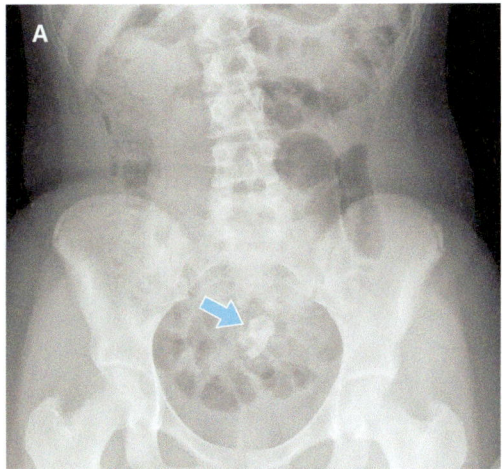

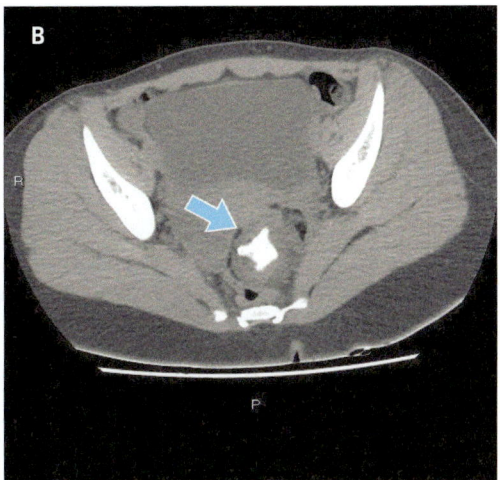

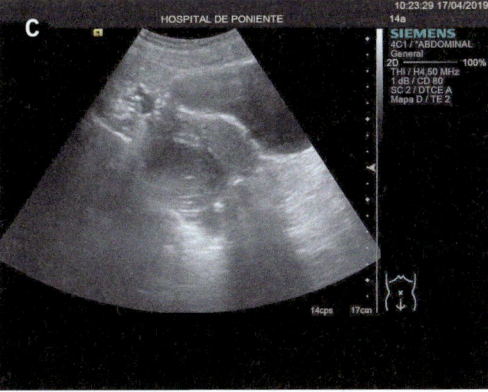

Figura 8-84. Teratoma ovárico. A) Radiografía simple de abdomen: imagen densidad calcio con forma de «diente» en pelvis menor izquierda (flecha azul). **B)** TCMC de pelvis: imagen densidad calcio con forma de «diente» en pelvis menor izquierda en el anejo izquierdo. **C)** Ecografía suprapúbica donde se visualiza un ovario izquierdo aumentado de tamaño, con una zona hipoecoica que corresponde a tejido de partes blandas y otra más ecogénica con sombra posterior que corresponde a calcio y grasa.

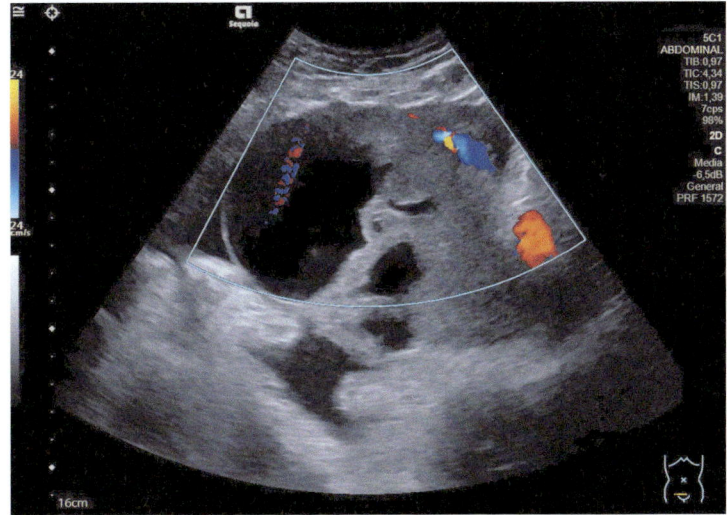

Figura 8-85. Tumor ovárico. Imagen en escala de grises de corte transversal suprapúbico con sonda cónvex, donde se objetiva una masa predominantemente sólida, heterogénea, con áreas quísticas y vascularizada. La anatomía patológica reveló que se trataba de un cistoadenocarcinoma mucinoso de ovario.

Vídeo 8-38

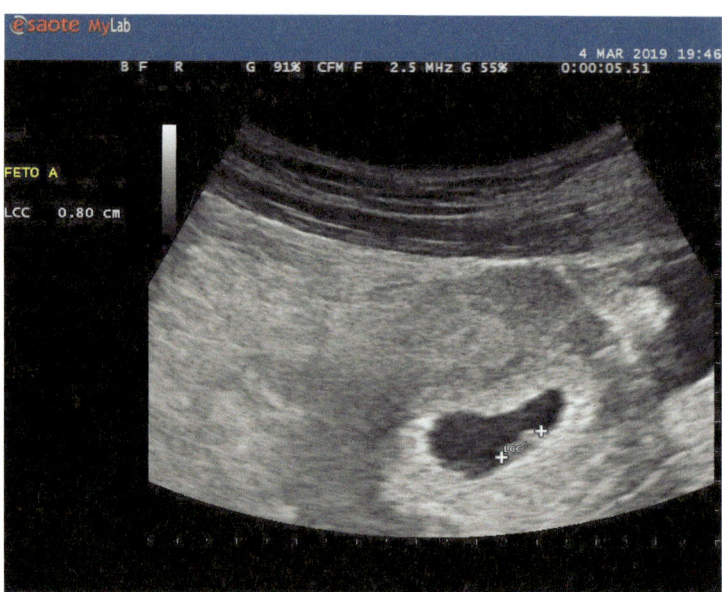

Figura 8-86. Embarazo normal de 6 semanas. Gestación de 6 semanas, donde se observa una imagen anecoica correspondiente al saco gestacional, rodeada de una imagen gruesa hiperecogénica que es la reacción decidual, y en el interior del saco gestacional, el embrión que presenta una longitud cráneo-caudal de 8 mm. Imagen cortesía del Dr. Carmelo Herrera Carcedo.

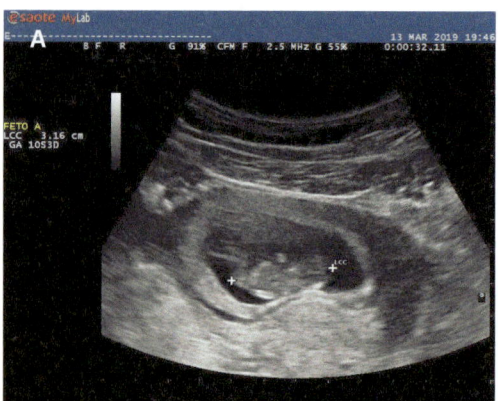

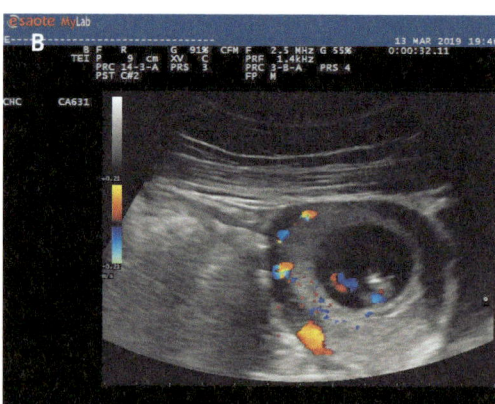

Figura 8-87. Embarazo normal de 10 semanas. Gestación de 10 semanas. La utilización del Doppler color evidencia el latido cardíaco y el flujo a través del cordón umbilical. Imagen cortesía del Dr. Carmelo Herrera Carcedo.

Vídeo 8-39

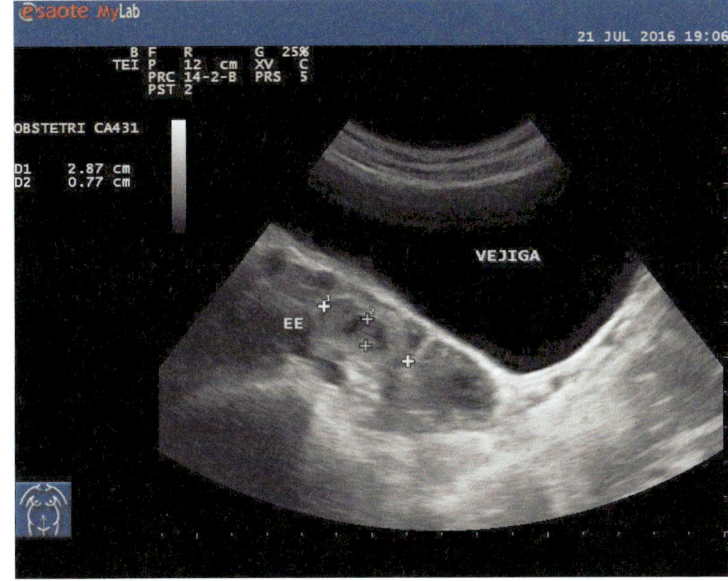

Vídeo 8-40
Vídeo 8-41

Figura 8-88. Embarazo ectópico. Imagen en escala de grises de corte transversal suprapúbico con sonda cónvex, donde se objetiva una imagen anecogénica con polo sólido en su interior en relación con embarazo ectópico en trompa derecha. Imagen cortesía del Dr. Carmelo Herrera Carcedo.

LÍQUIDO LIBRE

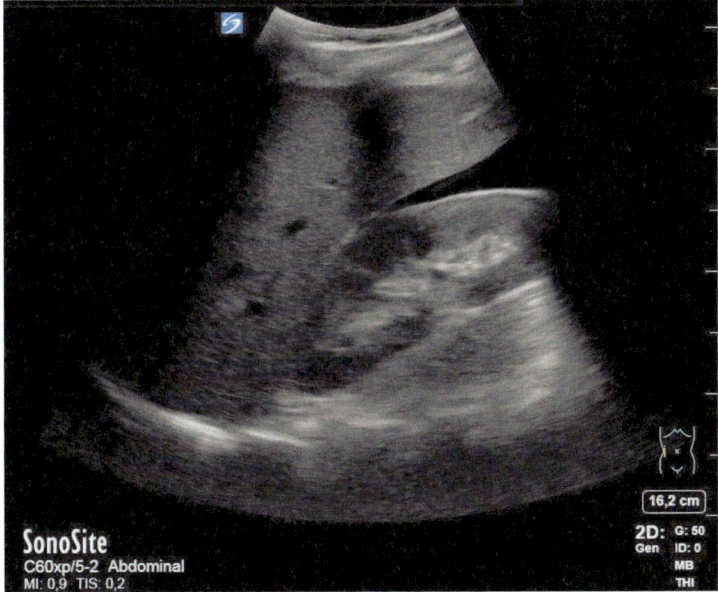

Vídeo 8-42

Figura 8-89. Líquido libre en espacio de Morison (receso hepatorrenal). Imagen anecoica que ocupa parte del receso hepatorrenal (espacio de Morison), separando al riñón del hígado.

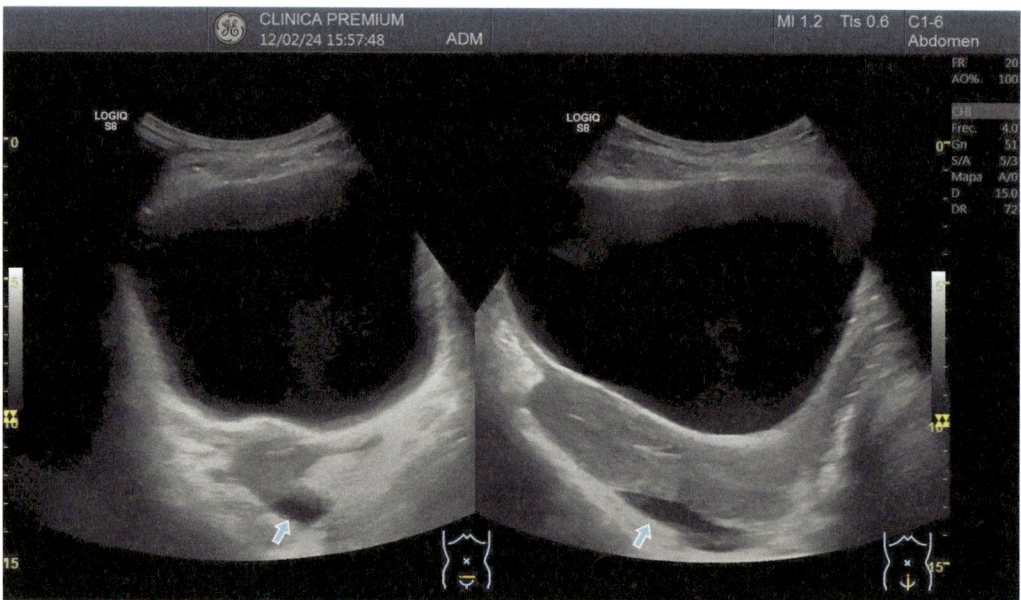

Figura 8-90. Líquido libre en fondo de saco de Douglas en pequeña cantidad. Imagen anecoica laminar (flechas azules) localizada en el receso rectouterino (fondo de saco de Douglas), este es un hallazgo frecuente en mujeres en edad reproductiva principalmente en el período ovulatorio, sin embargo es infrecuente en hombre y debe correlacionarse con la clínica porque podría ser un signo de procesos infecciosos o inflamatorios intraperitoneales como la apendicitis, por ejemplo.

Vídeo 8-43

Figura 8-91. Líquido libre en fondo de saco de Douglas en gran cantidad. Imagen anecoica retrovesical que corresponde a líquido libre (flechas azules) en el fondo del saco de Douglas y que genera un efecto de «doble vejiga», siendo la vejiga real la que se encuentra en el plano más superficial (puntas de flechas blancas).

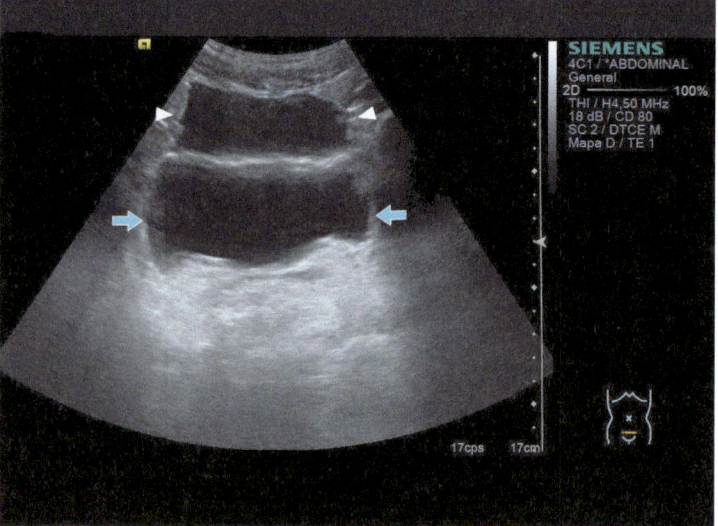

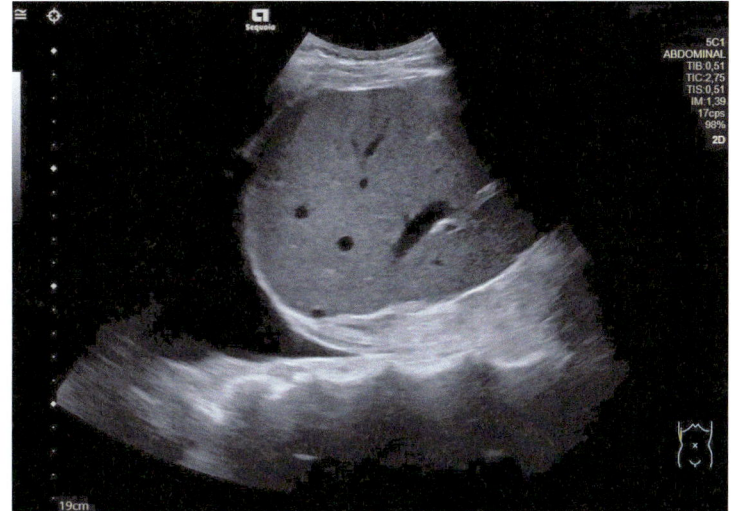

Figura 8-92. Derrame pleural (signos de la columna). Corte longitudinal en el flanco derecho que revela un área anecogénica sobre el hígado y el diafragma, indicativa de derrame pleural. Se visualiza la continuación de la columna vertebral en la parte craneal al diafragma, un hallazgo atípico dado que, normalmente, el aire en el pulmón interrumpe esta visualización a nivel del diafragma. La presencia de líquido pleural facilita la transmisión del ultrasonido, permitiendo la visualización clara de la columna.

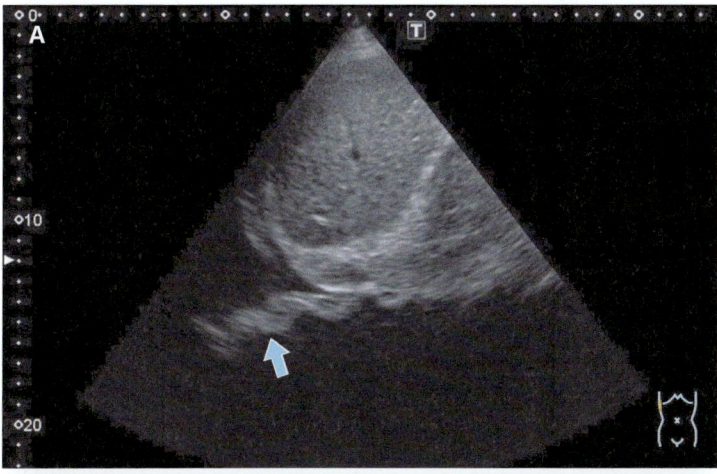

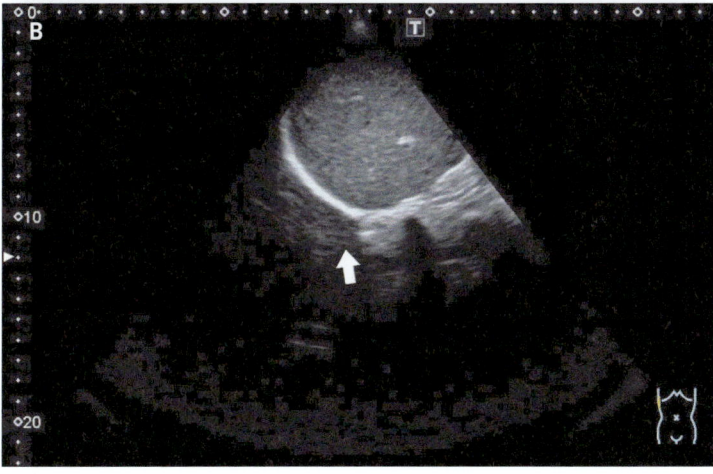

 Vídeo 8-44

Figura 8-93. Derrame pleural (signos de la columna). Imágenes comparativas del mismo corte ecográfico longitudinal a nivel del flanco derecho. **A)** Paciente con derrame pleural y signo de la columna positivo (flecha azul). **B)** Paciente sin derrame pleural y signo de la columna negativo (flecha blanca).

Vídeo 8-45

Figura 8-94. Derrame pericárdico. Imagen en escala de grises, de corte subxifoideo con sonda lineal, donde se muestra el corazón en un corte de cuatro cámaras, rodeado de forma concéntrica por líquido anecogénico en relación con derrame pericárdico.

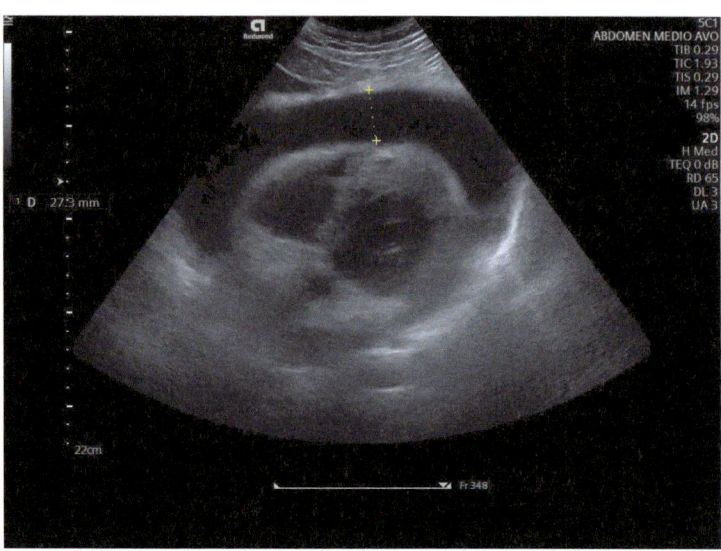

Informe ecográfico

9

M. Marchese Ratti y J. C. Sánchez Sánchez

¿CÓMO HACER UN INFORME ECOGRÁFICO DE CALIDAD?

Es un acto de buena praxis médica el informar los estudios ecográficos realizados, lo cual añade valor al trabajo y favorece y refuerza el respeto y confianza de nuestros colegas médicos.

El informe ecográfico es el medio adecuado para comunicar los resultados de la exploración realizada al resto de profesionales que intervengan en la atención y cuidado de un paciente.

El informe debe ser breve, claro y conciso (pensando en nuestros interlocutores, tanto médicos como pacientes). El informe debe ser claro y fácilmente entendible incluso por el paciente.

Un informe de calidad se logra asegurando la integridad de todas las fases del estudio, desde la preparación y colaboración del paciente hasta el uso de un ecógrafo adecuado, la técnica de realización y el registro de imágenes, incluyendo la redacción del informe, sus conclusiones y recomendación. El informe debe incluir:

- **Datos identificativos del paciente:** nombre, apellidos, edad, sexo, número de historia clínica.
- **Datos clínicos que justifican la realización de la prueba:** la ecografía clínica es la interpretación de las imágenes ecográficas en el contexto clínico del paciente, por lo que una misma imagen puede ser interpretada de forma diferente en un contexto clínico diferente.
- **Exploración realizada:** debe incluir el tipo de sonda y equipo utilizado, las limitaciones técnicas de la exploración (barrera idiomática, biotipo del paciente, meteorismo, mala transmisión acústica, etc.), la comparación con estudios previos si se dispone de ellos, siempre utilizando un léxico claro y apropiado.

- **Hallazgos:** no solo es importante mencionar los hallazgos anormales o patológicos observados en la exploración, sino que también hay veces que los hallazgos normales son muy relevantes a fin de descartar una patología sospechada por el contexto clínico. Por ejemplo, en un paciente con elevación de la bilirrubina, es muy importante destacar en el informe que no se observan signos de dilatación de la vía biliar.
- **Conclusión:** este es un punto de vital importancia en un informe médico de calidad, el cual debe incluir el diagnóstico diferencial, el diagnóstico principal y la correlación clínica, así como la interpretación de los hallazgos patológicos descritos en la exploración, para evitar una incertidumbre innecesaria que genere confusión y ansiedad.
- **Recomendación:** de otras técnicas de imagen, biopsias o seguimiento ecográfico.
- **Imágenes clave:** incluir imágenes clave con anotaciones es altamente relevante, ya que facilitan la interpretación del estudio, representan una prueba objetiva de los hallazgos mencionados en el informe, y a la vez permiten la valoración evolutiva en caso de futuras exploraciones.
- **Fecha, hora y datos del médico que firma.**
- **Revisión cuidadosa del informe antes de firmarlo:** para evitar errores que puedan afectar a la seguridad del paciente. El informe no es un trámite, sino un documento medicolegal que obliga y compromete al médico. Una redacción precisa y sin ambigüedades no solo facilita el tratamiento adecuado, sino que también protege al profesional médico en casos de discrepancias o procedimientos legales.

Un ejemplo de informe podría ser el siguiente:

ECOGRAFÍA CLÍNICA ABDOMINOPÉLVICA

TÉCNICA
Exploración ecográfica realizada por sonda cónvex de 2-5 MHz, equipo (marca y modelo).

HALLAZGOS
Hígado de tamaño conservado, ecoestructura homogénea, sin evidencia de lesiones ocupantes de espacio.

La **vía biliar** no presenta signos de dilatación intrahepática ni extrahepática.

La **vesícula biliar** es de tamaño normal, con pared de grosor conservado y contornos regulares, sin signos inflamatorios. No se evidencian pólipos, litiasis ni barro biliar en su interior.

El **páncreas** muestra una ecoestructura homogénea. No se aprecian lesiones focales, masas, edema pancreático ni signos de pancreatitis aguda o crónica.

Aorta abdominal de calibre normal, sin observarse formaciones aneurismáticas.

Bazo de tamaño y ecoestructura homogénea.

Ambos **riñones** tienen un tamaño, forma y localización normal. Presentan una relación corticomedular conservada y acorde a la edad del paciente. No se visualizan litiasis ni signos de dilatación de la vía excretora (hidronefrosis). No se observan masas renales.

La **vejiga** está correctamente distendida y presenta paredes delgadas y regulares. No se evidencian lesiones intravesicales.

Se visualizan ambos **ovarios** (en caso de mujeres), con folículos de tamaño habitual. No se evidencian quistes ni masas a este nivel.

Útero en posición (neutra, de anteversión o retroversión), con línea endometrial (si es visualizable) en etapa (proliferativa, secretora, postmenopáusica).

La **próstata** (en hombres) tiene un tamaño y forma conservada, sin signos de hiperplasia.

No se objetiva derrame pleural, derrame pericárdico ni líquido libre intraabdominal.

La ecografía de **asas intestinales** no muestra alteraciones objetivables mediante ecografía.

CONCLUSIÓN
Exploración ecográfica sin alteraciones patológicas significativas.

RECOMENDACIÓN
Por ejemplo:
• Control evolutivo y revaloración en un año.
• Completar estudio con TAC o RMN.
• Se recomienda biopsia.

Si alguna estructura no puede ser visualizada por limitaciones técnicas o del paciente es importante mencionar que no ha sido posible visualizarla, ya que omitirla en el informe puede ser interpretado como que se ha pasado por alto la valoración de determinada estructura.

Así mismo, ante hallazgos patológicos es muy importante documentarlos en imágenes, así como dar una detallada descripción en el informe que incluya las características ecográficas (medidas, ecogenicidad, ecoestructura, bordes, artefactos). En muchos casos la ecografía no permite la identificación concreta de determinadas patologías, pero una correcta descripción de los hallazgos, sumada a los datos clínicos y resto de pruebas complementarias, permitirán alcanzar un diagnóstico con un alto grado de certeza.

Índice analítico

Los números de página seguidos de f indican figura; los seguidos de t indican tabla; los seguidos de r indican recuadro.